Chinesisches Gesundheits-Qigong

ZWÖLF EDLE ÜBUNGEN

Shier Duan Jin

Zusammengestellt vom Zentrum
für Gesundheits-Qigong
des Nationalen Hauptsportamtes

Verlag für fremdsprachige Literatur Beijing

Erste Auflage 2012

Deutsche Übersetzung: Loredana Addesso und Li Xiang
Redaktion der deutschen Ausgabe: Gong Hehua und Luan Xuwen

ISBN 978-7-119-07891-5

Herausgeber: Verlag für fremdsprachige Literatur GmbH
Baiwanzhuang Dajie 24, 100037 Beijing, China
Hompage: www.flp.com.cn

Vertrieb: Chinesische Internationale Buchhandelsgesellschaft
Chegongzhuang Xilu 35, 100044 Beijing, China

Vertrieb für Europa: CBT China Book Trading GmbH
Max-Planck-Str. 6A
D-63322 Rödermark, Deutschland
Homepage: www.cbt-chinabook.de
E-Mail: post@cbt-chinabook.de

Druck und Verlag in der Volksrepublik China

Inhalt

Kapitel I
Die Entstehung

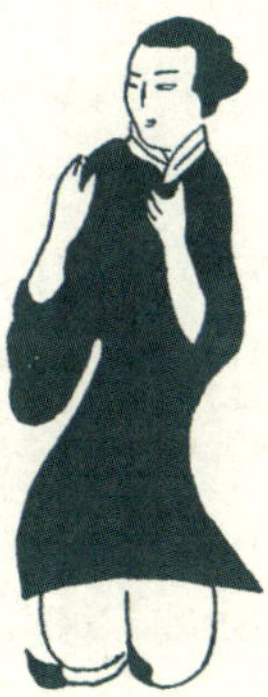

Die Entstehung

Die Zwölf edlen Übungen (Shier Duan Jin) gehören zu den Daoyin-Übungen aus dem Altertum, die die Gesundheit durch die Regulation der Atmung und die Dehnübung des Körpers fördern. Im Chinesischen werden diese Übungen, die im Sitzen ausgeführt werden, als „Zwölf Stück Brokat" bezeichnet, weil sie grazil und elegant wirken.

Diese Übungsmethode nahm Anfang der Ming-Dynastie (1368–1644) erste Gestalt an, bekam den heutigen Namen doch in der Regierungszeit des Qing-Kaisers Qianlong (1736–1795). Sie wurde von den Acht edlen Übungen von Zhongli Quan abgleitet, welche ihren Niederschlag in den *Zehn Schriften über die Schulung zum Unsterblichen* (修真十书) aus der Ming-Zeit finden. Dieses Buch umfasst vor allem wichtige Schriften über Qigong und andere Methoden zur Gesunderhaltung aus der Sui-, der Tang- und der Song-Dynastie (581–1279).

Nun das Lied, das den Ablauf der Acht edlen Übungen von Zhongli Quan beschreibt, und die Erklärungen aus den *Zehn Schriften über die Schulung zum Unsterblichen:*

Setz dich mit geschlossenen Augen und ruhigem Herzen. (Den Schneidersitz einnehmen und zur Ruhe kommen.) Meditiere mit geballten Fäusten.

Beiße 36-mal die Zähne aufeinander und strecke die Hände wie um etwas zu umarmen. (Die Hände um den Nacken legen und neun Atemzüge zählen. Atme lautlos, danach behalte die lautlose Atmung bei.)

Die linke und die rechte Himmelstrommel 24-mal schlagen. (Die Ohren mit den Händen bedecken. Zunächst den Zeigefinger auf den Mittelfinger drücken und mit diesen Fingern 24-mal links und rechts auf den Hinterkopf klopfen.)

Leicht wiegen, um die Himmelssäule zu schütteln. (Den Kopf schütteln, um nach links und nach rechts zu schauen. Die Schultern dazu 24-mal bewegen. Vergewissern, dass die Hände zu Fäusten geballt werden.)

Der rote Drache rührt das Wasser trübe. (Der rote Drache ist die Zunge. Mit der Zunge im Mundinneren rühren, dabei an die linke und die rechte Wange sowie an den Zähnen entlang fahren.) Mit der Zunge 36 Kreisbewegungen ausführen, bis der Mund voll mit Speichel ist.

Den entstandenen Speichel in drei Zügen geräuschvoll hinunterschlucken. Drache und Tiger werden ganz natürlich laufen. (Der Drache steht für den Speichel und der Tiger für das Qi.)

Atem halten und die Hände reiben, bis sie heiß werden. (Einatmen und dann die Luft kurz anhalten. Die Hände reiben, bis sie sehr heiß sind, und schließlich langsam durch die Nase ausatmen.)

Die Lenden massieren. (Nach der Massage die Hände wegziehen und sie zu Fäusten ballen.)

Nach diesem Atemzug sich vorstellen, dass der Nabel in Feuer aufgeht. (Den Atem erneut halten und sich vorstellen, dass das Feuer vom Herzen bis in die Unterleibsgegend (Dantian) hinunter brennt und dort eine extreme Hitze auslöst. Danach zum nächsten Schritt übergehen.)

Die linke und die rechte Haspel rotieren lassen. (Den Kopf neigen, zunächst mit dem linken Arm und dann mit dem rechten samt der Schulter jeweils 36 Drehungen vollführen, so als würde man eine Haspel drehen, und sich vorstellen, dass das Feuer von der Unterleibsgegend bis zum Kopf fließt. Durch die Nase einatmen und den Atem kurz halten.)

Die Beine entspannen. (Die Beine nach vorn ausstrecken.) Den Himmel mit den Händen stützen. (Die Hände mit ineinander gekreuzten Fingern nach oben heben, die Handflächen zeigen dabei nach oben, dann die Hände wieder nach unten ziehen. Diese Bewegung wird drei- oder neunmal gemacht.) Den Kopf senken, um die Füße zu berühren. (Man beugt sich nach vorn und greift mit den Händen die Fußsohlen. Diese Bewegung wird insgesamt zwölfmal ausgeführt, danach die Füße zurücknehmen und aufrecht sitzen.)

Warten, bis das Wasser ansteigt. (Warten, bis Speichel im Mund entsteht.) Den Mund auswaschen und den Speichel schlucken. Diesen Vorgang zweimal wiederholen und das göttliche Wasser in neun Zügen geräuschvoll hinunterschlucken. (Mit der Zunge 36 Kreisbewegungen vollführen, den dabei produzierten Speichel jeweils in drei Zügen schlucken.) Dadurch werden die Meridiane harmonisiert.

Die Schultern und den Körper 24-mal kreisen lassen und die Haspel 24-mal drehen. Das Feuer entzünden, um den gesamten Körper brennen zu lassen. (Sich vorstellen, dass das Feuer von der Unterleibsgegend aus den gesamten Körper entbrennt, den Atem halten während dieser Vorstellung.)

All dies wird negative Energien vertreiben, einen ruhigen Schlaf bringen und saisonbedingten Krankheitserregern und Krankheiten vorbeugen. Diese Übung sollte nach 1 Uhr nachts und vor 11 Uhr ausgeführt werden.

In der Ming-Dynastie wurden die Acht edlen Übungen von Zhongli Quan in viele Bücher über die Gesunderhaltung aufgenommen. Auf Basis dieser Übungen wurden während der Regierungszeit des Ming-Kaisers Jiajing (1522–1567) die Sechzehn edlen Übungen zusammengestellt. Die Besonderheit hierbei ist, dass jedes Segment der Übungen auf die zu vertreibende schlechte Energie hinweist. Diese Übungen „heilen keine Krankheiten, beugen Krankheiten jedoch vor." Ihre charakteristische Funktion liegt darin, „angehäufte Wind-Pathogene" und „pathogenes Qi" in den inneren Organen und anderen Körperbereichen zu vertreiben.

Zur Zeit des Qing-Kaisers Qianlong (1736–1795) erweiterte Xu Wenbi die Acht edlen Übungen von Zhongli Quan um vier Segmente und benannte sie daraufhin in Zwölf edle Übungen. Der Inhalt der Übungen blieb im Wesentlichen unverändert, aber hinsichtlich der Versformeln und Erklärungen wurden Veränderungen vorgenommen, die die Übungen deutlich verbessert haben.

Zur Zeit des Qing-Kaisers Xianfeng (1851–1861) ergänzte Pan Wei die Zwölf edlen Übungen von Xu Wenbi mit weiteren Formeln und zog medizinische Klassiker hinzu, um die Übungen zu perfektionieren. Zudem nahm er die verbesserten Übungen mitsamt den Versformeln und Diagrammen von Xu Wenbi in sein Werk *Wesentliche Übungsmethoden zur Gesunderhaltung* (卫生要术) auf. Die ergänzten Formeln umfassen vor allem Übungen für Herz, Körper, Kopf, Gesicht, Ohren, Augen, Mund, Zunge, Zähne, Nase, Hände, Füße, Schulter, Rücken, Bauch, Lenden und Nieren.

Das vorliegende Buch wurde auf Basis der Acht edlen Übungen von Zhongli Quan und der perfektionierten Zwölf edlen Übungen von Xu Wenbi zusammengestellt. Dabei befolgte man die Regeln des Qigong und nahm Rücksicht auf die physischen und psychischen Charakteristika des Menschen in der modernen Gesellschaft.

Das vorliegende Buch hat die Idee des Zusammenspiels von Ruhe und Bewegung sowie von Körper und Geist übernommen und traditionelle Qigong-Methoden wie Massage, Daoyin (Atmungsregulation und körperliche Dehnübung) und Meditation in sich vereint.

Kapitel II
Merkmale

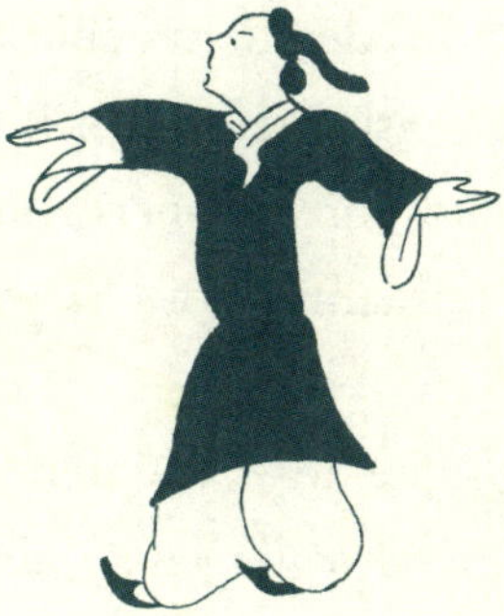

Koordination von Geist und Form sowie von Bewegung und Atmung

Während der Übung wird der Geist genutzt, um den Körper so zu lenken, dass er sich mit Geist vereint. Der Begriff Geist bezieht sich hier auf die Denkaktivität während einer Übung. Jede Bewegung des Körpers erfordert die Teilnahme vom Bewusstsein oder Unterbewusstsein.

Während der Übung sollte der Ausführende die mentale Konzentration eng mit den Körperbewegungen kombinieren, um den Körper und den Geist effektiv zu entspannen, eine ruhige Stimmung einzunehmen und ablenkende Gedanken auszublenden. Dies regt die Qi (Lebensenergie)-Zirkulation im Körper an, verbessert die Funktion der Meridiane, beugt Krankheiten vor und fördert die Funktionsverbesserung der inneren Organe.

Der Geist sollte sich mit den Körperbewegungen verändern, anders gesagt, sich den Anforderungen und Ausführungen der Bewegungen anpassen. Die Konzentration des Geistes sollte jedoch natürlich sein, da zu starke Konzentration Kopfschmerzen, Atemschwierigkeiten bzw. Blähungen verursacht. Deswegen sollte man immer zwischen Konzentration und Entspannung variieren, um den Körper mit dem Geist in Einklang zu bringen.

Die Koordination von Bewegung und Atmung erfordert, dass während der Übung die Bewegungen mit der Atmung einhergehen und die Bewegungen die Atmung unterstützen. Das heißt, dass die Bewegungen sich mit der Zirkulation des inneren Qi zusammenfügen. Sanfte, langsame und gleichmäßige Bewegungen begünstigen eine leichte, gleichmäßige, tiefe und langzeitige Atmung.

Wechsel von Bewegung und Ruhe, Kultivierung von Körper und Geist

Im Wesentlichen weisen Bewegung und Ruhe auf zwei Übungsformen der Zwölf edlen Übungen hin, die beide Elemente kombinieren.

„Der Körper ist das Haus der Seele" heißt es und so hängen Körper und Geist voneinander ab und nutzen sich gegenseitig.

Seit alters her befürworten Gesundheitsexperten die gleichzeitige Ausübung von Bewegung und Ruhe und raten, keinen Schwerpunkt auf nur eines der beiden Elemente zu setzen und das andere auszulassen. In traditionellen chinesischen Gesundheitstheorien wird großer Wert auf die gleichzeitige Kultivierung von Körper und Geist gelegt.

Demnach sollte man den Geist in Ruhe fördern und den Körper durch Bewegungen ertüchtigen. Auf diese Weise werden die Gliedmaßen gestärkt, die inneren Organe beruhigt, der Geist gefördert, die Kanäle der Meridiane ausgebaggert und der Qi- und Blutfluss reguliert.

Schwerpunkt auf Strecken und Massage

Das bedeutet, dass man während der Übung mit Rücksicht auf die Atmung und die mentale Konzentration den Körper komplett strecken sollte. Durch Bewegungen mit der Wirbelsäule als Drehpunkt wie Dehnen, Beugen und Drehen werden Knochen, Muskeln und Bänder über den gesamten Körper gestärkt, die Gelenke geschmeidig und die Sehnen weicher gemacht. Schließlich werden die Flexibilität der Gliedmaßen und die Körperverfassung verbessert.

Darüber hinaus sollte man während der Übung auf die Massage einiger Körperbereiche achten. Massage ist ein wichtiger Aspekt der traditionellen chinesischen Medizin. Durch die Stimulierung bestimmter Akupunkturpunkte und Meridiane kann das Gleichgewicht zwischen Yin und Yang gewahrt und die Qi- und Blutzirkulation verbessert werden.

Kapitel III

Die wichtigsten Punkte

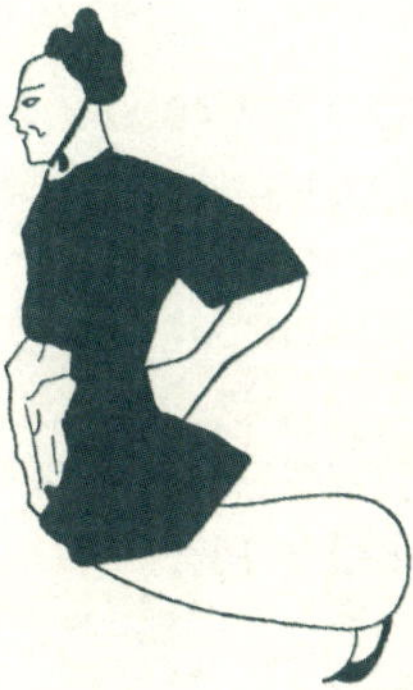

Hand und Körper

Handhaltung

Die Zwölf edlen Übungen haben vier verschiedene Handhaltungen, davon sind zwei Handflächenhaltungen und zwei Fausthaltungen.

Handflächenhaltung 1

Die Finger sind locker gestreckt und leicht gespreizt. Die Handfläche ist natürlich gestreckt. (Abb. 1)

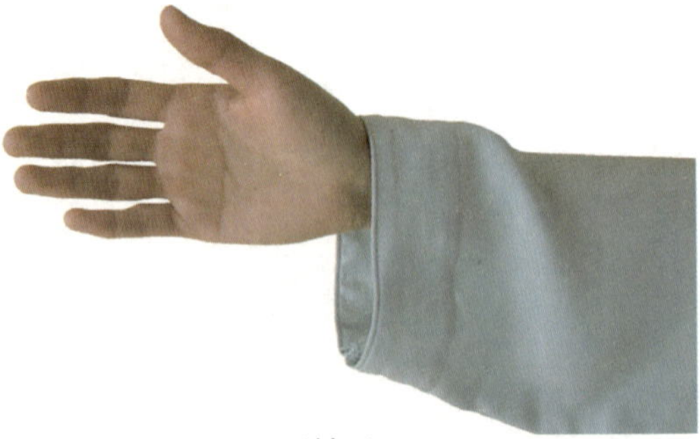

Abb. 1

Handflächenhaltung 2

Alle Finger werden gestreckt, wobei der Mittelfinger leicht nach unten und die anderen vier Finger leicht nach oben gebogen sind. (Abb. 2)

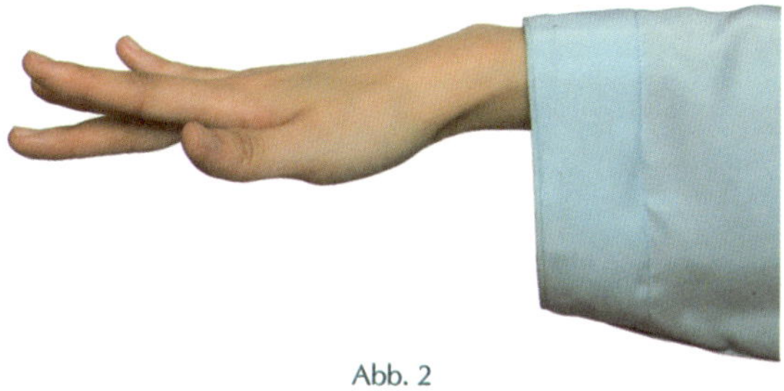

Abb. 2

Faust 1

Die Spitze des Daumens wird auf das körpernahe Ende des Ringfingers gedrückt und die anderen vier Finger werden um den Daumen geschlossen, um eine Faust zu bilden. (Abb. 3)

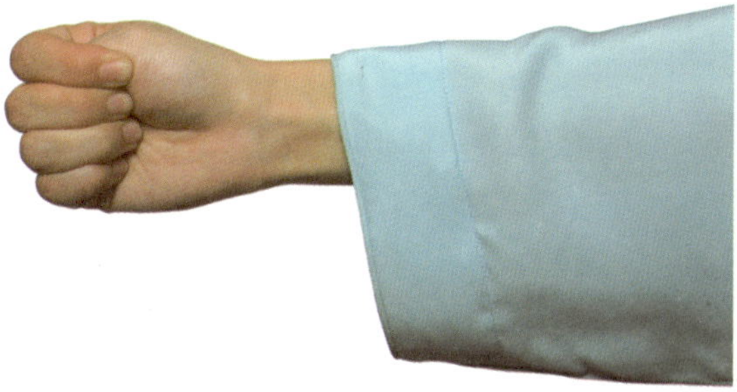

Abb. 3

Faust 2

Alle Finger außer dem Daumen zu einer Faust schließen. Den Daumen gegen den mittleren Fingergliedknochen des Zeige- und des Mittelfingers drücken. Die Faustfläche ist gerade. (Abb. 4)

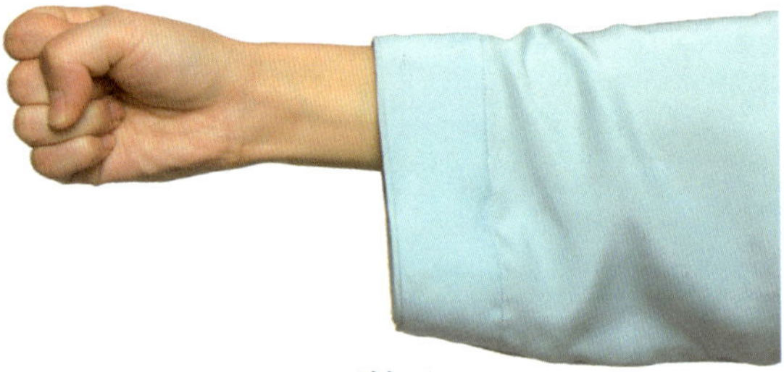

Abb. 4

Körperhaltung

Man sollte die Körperhaltung- und -bewegung aktiv und bewusst anpassen und ausüben, um die Anforderungen und die Ziele der Übungen besser zu erreichen. Im vorliegenden Buch werden eine statische und eine dynamische Körperform unterschieden.

Statisch

Nehmen wir Übung 10 als Beispiel. (Abb. 5)

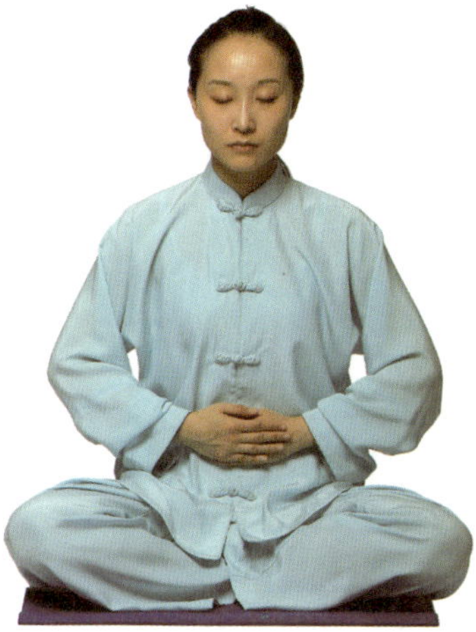

Abb. 5

Man sitzt aufrecht und konzentriert sich auf den Akupunkturpunkt Baihui[1]. Das Kinn ist leicht eingezogen, die Augen und die Lippen sind geschlossen, die Zunge berührt den Gaumen, die Stirn ist gestreckt und die Mundwinkel sind locker. Richten Sie den Rücken auf, drücken die Brust raus und entspannen den Unterleib. Halten Sie die Schultern unten und die Achselhöhlen leer. Die Hände übereinander legen und auf den Nabel platzieren. Die Hüften und die Knie entspannen, so dass die Füße seitlich nach außen zeigen und die Oberschenkel gerade sind.

Dynamisch

Richten Sie den Kopf auf, strecken den Rücken und nehmen die Schultern zurück. Bauch und Hüften entspannen, die Schultern sen-

[1] Die im vorliegenden Buch erwähnten Akupunkturpunkte und Meridiane finden sich im Anhang.

ken, Handgelenke und Finger lockern. Mit der Hüfte drehen, bis es in Zehen und Fingern spürt. Der Blick folgt der Handbewegung, der Geist ist nach innen gekehrt, Körper und Geist wie Bewegung und Atem sind im Einklang.

Atmung und Gedanken

Atmung

Die Atemregulierung ist ein wichtiges Element der Qigong-Übungen. Man sollte die Atmung bewusst kontrollieren, um sie den Bewegungen anzupassen. Für Anfänger ist die natürliche Atmung empfehlenswert. Mit der bewussten Atemkontrolle kann begonnen werden, wenn man die Bewegungen beherrscht hat. Allmählich wird ein Zustand erreicht, unter dem man je nach Bewegung die Atmung geschickt kontrolliert und damit eine Koordination zwischen Bewegung und Atmung herbeiführt.

Die im vorliegenden Buch gebrauchten Atmungstechniken sind die natürliche Atmung, die Bauchatmung, die verkehrte Bauchatmung, die Beckenatmung und das Luftanhalten.

Natürliche Atmung

Das heißt, die Atmung verläuft natürlich, ohne darüber nachzudenken. Diese Methode ist besonders für Anfänger geeignet. Die natürliche Atmung hat eine regulierende Funktion und ist in jeder Übung zur Gesunderhaltung unabdingbar. Im vorliegenden Buch findet sie in Übung 1, 2 und 11 Anwendung.

Bauchatmung

Bei der Bauchatmung wird während des Einatmens der Bauch mit Luft gefüllt, beim Ausatmen zieht sich der Bauch zusammen. In Übung 10 wird diese Atemtechnik genutzt.

Die verkehrte Bauchatmung

Bei der verkehrten Bauchatmung zieht sich der Bauch während des Einatmens zusammen und beim Ausatmen bläht er sich auf. Diese Atmungsart begünstigt die Harmonisierung von Herz und Nieren. In Übung 3, 4, 5, 6, 7, 9 und 12 wird davon Gebrauch gemacht.

Beckenatmung

Beim Einatmen bewusst den After und die Beckenmuskulatur anspannen, beim Ausatmen diese wieder entspannen. Diese Atemtechnik pflegt die Nieren, vermehrt das Qi und verbessert die Qi- und Blutzirkulation im Körper. Die Beckenatmung hat eine vorbeugende und heilende Wirkung für Prostata und Krankheiten des Harnsystems. In Übungen mit der verkehrten Bauchatmung wird meistens auch die Beckenatmung genutzt.

Luftanhalten

Im vorliegenden Buch bezieht sich das Luftanhalten auf den Moment nach dem Einatmen, wenn der Atem gehalten wird. Die Dauer des Luftanhaltens variiert nach Anforderungen der Übungen und der Kondition des Ausübenden. Das Luftanhalten begünstigt das Einatmen frischer Luft und das Ausstoßen von schlechtem Atem. Zudem verbessert es die Luftzirkulation, fördert den Blutfluss, erhöht die Stimulationsintensität der Bewegungen für Gelenke, Muskeln und innere Organe und vergrößert den Übungseffekt. In Übung 8 und bei der Abschlussposition wird das Luftanhalten angewandt.

Gedanken

Die Regulierung des Geistes spielt eine wichtige Rolle bei der Ausführung von Qigong-Übungen. Genauer gesagt, man sollte aktiv und bewusst den Geist und die mentalen Aktivitäten kontrollieren, um sie den Anforderungen und den Zielen der Übungen anzupassen. Beim Ausüben der Zwölf edlen Übungen sollte man sich geistig vor allem auf die Ausführung und die Schwerpunkte der Bewegungen sowie auf die Atmung konzentrieren.

Im vorliegenden Buch werden im Wesentlichen vier Methoden zur Regulierung des Geistes eingesetzt: Die Meditations-, die Zähl-, die Konzentrations- und die Visualisierungsmethode.

Meditation

Die Meditation soll dabei verhelfen, ablenkende Gedanken zu zerstreuen, das Herz zu beruhigen und die Aktivität des Qi zu starten. Dieses Verfahren wird z. B. in Übung 1 angewandt.

Zählmethode

Dieses Verfahren bezieht sich auf die eigene Atemfrequenz bzw. die Anzahl der Übungsausführungen in einem Ruhezustand. Die Zählmethode verhilft die Aufmerksamkeit zu bündeln, die Gedanken zu bändigen und zur Ruhe zu kommen, um so viele verschiedene Gedanken mit nur einem Gedanken zu ersetzen. Dieses Verfahren wird in Übung 2 genutzt.

Konzentrationsmethode

Mit dieser Methode werden die Gedanken konzentriert auf einen Punkt, um dort zu verweilen. So wird an einem Punkt die Konzentration gebündelt und der Geist kann sich sammeln. In den Zwölf edlen Übungen wird diese Methode vornehmlich dazu benutzt, sich auf die Schwerpunkte der Bewegungen bzw. auf die entsprechenden Akupunkturpunkte zu konzentrieren. Die Übung 3 und 4 erfordern eine Konzentration auf den Akupunkturpunkt Dazhui, während die Übung 6 und 7 den Schwerpunkt der Konzentration auf die Bewegungen legen.

Visualisierungsmethode

Hierbei werden die Augen geschlossen, um so den Blick nach innen zu richten, bestimmte Körperbereiche zu fokussieren oder um eine natürliche Szenerie in Gedanken hervorzurufen. Mit dieser Methode werden alle Gedanken durch einen einzigen Gedanken kontrolliert, der Geist wird gesammelt, die Konzentration gebündelt und Ruhe ausgestrahlt. In Übung 12 wird diese Methode zur Förderung der Speichelbildung und zur Lenkung der mentalen Konzentration in die Unterleibsgegend verwendet.

Grundübungen

Sitzhaltungen

Im vorliegenden Buch finden sich drei verschiedene Sitzhaltungen wieder: der Schneidersitz, der halbe Lotussitz und der Lotussitz.

Schneidersitz

Man sitzt aufrecht, die Fußgelenke überkreuzen sich, wobei das linke Bein innen und das rechte Bein außen liegt. Die Füße liegen unter den Oberschenkeln, die Fußsohlen sind schräg nach außen gerichtet. Beim Üben sollten die Beine abgewechselt werden. (Abb. 6)

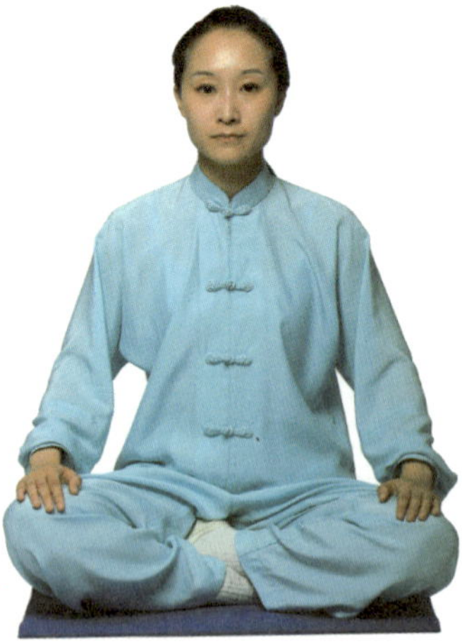

Abb. 6

Halber Lotussitz

Man sitzt aufrecht, zieht die linke Ferse an den Körper heran, als wollte man einen Schneidersitz machen, der Fuß liegt unter dem Oberschenkel. Der rechte Fuß wird auf den linken Oberschenkel platziert, dabei ist die Fußsohle nach oben gerichtet. Beide Beine sind in Balance. Beim Üben sollten die Beine abgewechselt werden. (Abb. 7)

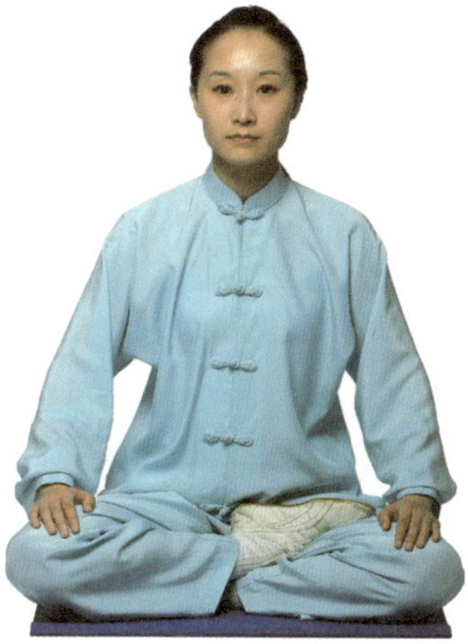

Abb. 7

Lotussitz

Man sitzt aufrecht, legt den rechten Fuß auf den linken Oberschenkel, die Fußsohle zeigt nach oben. Nun wird der linke Fuß auf den rechten Oberschenkel platziert, auch hier zeigt die Fußsohle nach oben. Beide Beine sind in Balance. Beim Üben sollten die Beine abgewechselt werden. (Abb. 8)

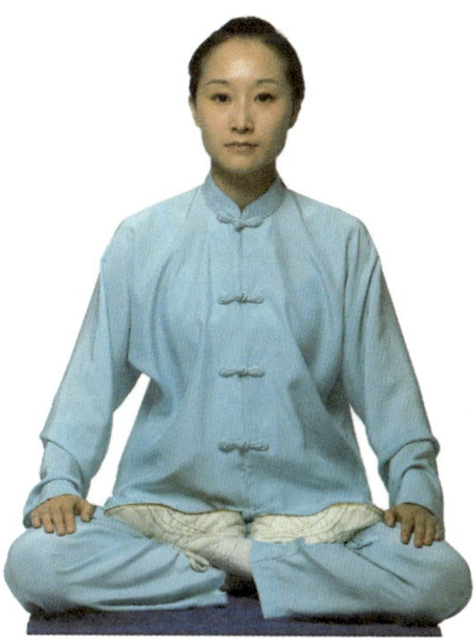

Abb. 8

Hinweise

1. Bevor man die Sitzpositionen ausübt, sollte man Aufwärmübungen für die Lenden und die Beine machen.

2. Anfänger sollten sich zunächst für den Schneidersitz entscheiden.

3. Beim Üben des halben Lotussitzes oder des Lotussitzes sollte man den Anweisungen des Meisters folgen und schrittweise vorangehen.

4. Wenn man während des Sitzens Schmerzen oder Taubheit verspüren, sollte man die Position gleich auflösen und sich nicht dazu zwingen, diese zu halten.

Sitzkissen

Die Zwölf edlen Übungen werden auf einem Sitzkissen ausgeführt. Das Kissen sollte viereckig sein, die Seitenlänge sollte ungefähr 60 Zentimeter betragen. Die hintere Hälfte sollte circa fünf Zentimeter, die vordere Seite zwei Zentimeter dick sein. Das Material sollte einen bestimmten Härtegrad und Elastizität vorweisen.

Kapitel IV
Übungen

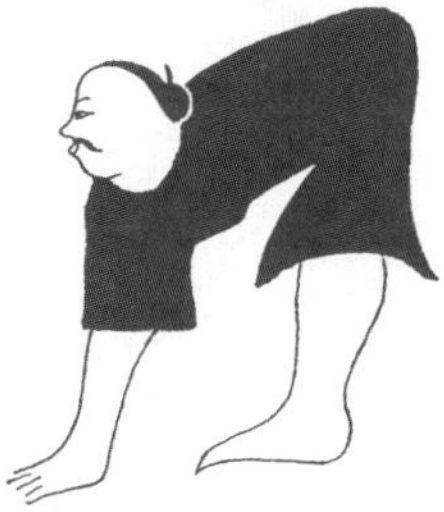

Auflistung der Übungen

Grundstellung
Übung 1: Mit geballten Fäusten meditieren
Übung 2: Mit den Zähnen klappern und auf den Hinterkopf klopfen
Übung 3: Die Halswirbelsäule schütteln
Übung 4: Den Kopf umklammern
Übung 5: Die Haspel drehen
Übung 6: Den Himmel mit den Händen stützen
Übung 7: Den Oberkörper nach vorne lehnen, um an den Füßen zu ziehen
Übung 8: Die Lenden massieren
Übung 9: Den Unterleib massieren
Übung 10: Wärme im Bauchnabel erzeugen
Übung 11: Den Körper schwingen und die Wirbelsäule schütteln
Übung 12: Laut gurgeln und Speichel schlucken
Endstellung

Ablauf der Übungen

Grundstellung

1. Stehen Sie aufrecht und zentriert. Die Füße stehen zusammen und die Arme hängen locker an den Seiten. Der Blick ist geradeaus gerichtet. (Abb. 9)

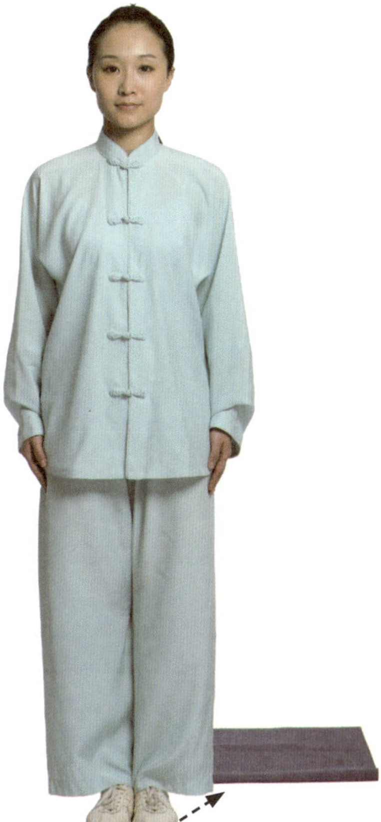

Abb. 9

2. Beugen Sie das rechte Knie leicht und machen mit dem linken Fuß einen Schritt zurück. Der Fußballen ist dabei auf dem Boden. Der Blick ist geradeaus gerichtet. (Abb. 10)

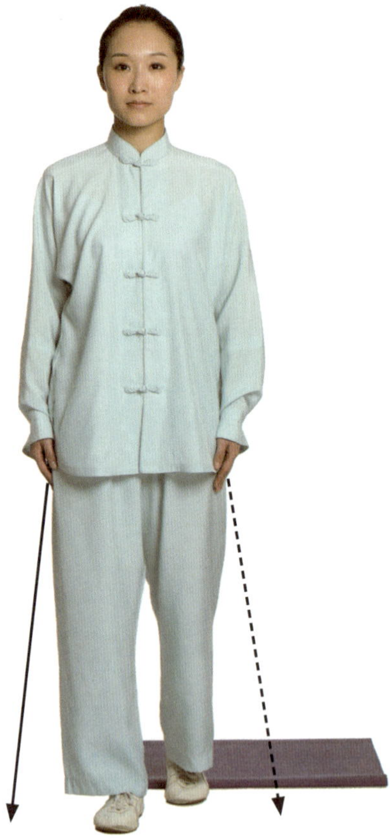

Abb. 10

3. Gehen Sie in die Hocke, alle Finger berühren den Boden, die Ellbogen sind etwas gebeugt. Lehnen Sie den Oberkörper leicht nach vorne. Der Blick ist geradeaus nach unten gerichtet. (Abb. 11)

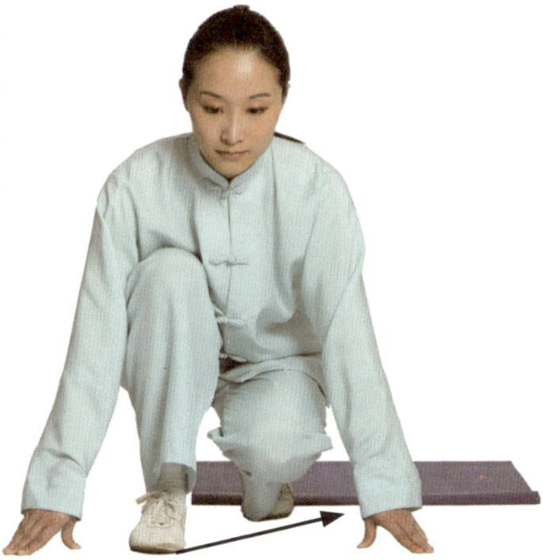

Abb. 11

4. Schieben Sie den rechten Fuß unter den linken Unterschenkel. Der Fuß zeigt seitlich nach außen. Der Blick ist geradeaus nach unten gerichtet. (Abb. 12)

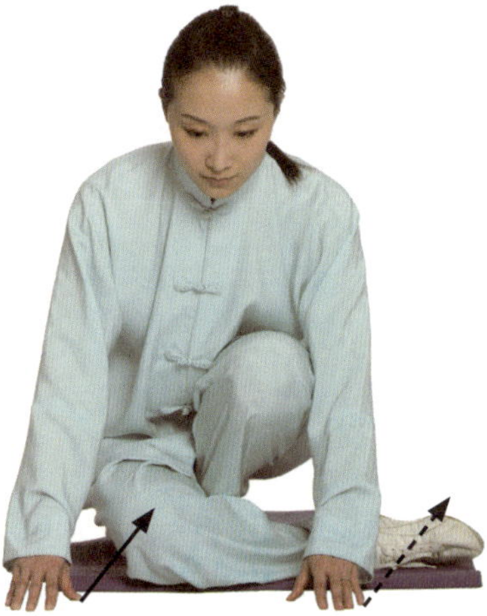

Abb. 12

5. Fahren Sie fort, indem Sie das Körpergewicht nach links verlagern und aufrecht in den Schneidersitz gehen. Legen Sie die Hände auf die Knie. Der Blick ist geradeaus gerichtet. (Abb. 13)

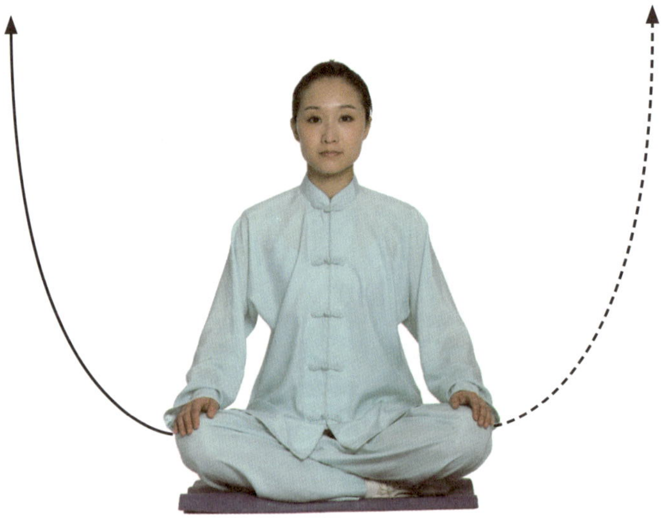

Abb. 13

Hinweise

Passen Sie die Geschwindigkeit an, halten Sie den Körper gerade und nehmen einen aufrechten Sitz ein.

Nutzen

Es fördert die Koordination der Gliedmaßen, korrigiert die Körperhaltung, reguliert die Atmung und stabilisiert den Geist.

Übung 1: Mit geballten Fäusten meditieren

1. Die Übung schließt unmittelbar an die letzte Position der vorangegangen Übung an. Strecken Sie die Hände in einem Winkel von 45 Grad in die Höhe und drehen die Arme dabei nach außen, die Ellbogen sind leicht gebeugt. Richten Sie den Kopf auf. Der Blick ist geradeaus nach oben gerichtet. (Abb. 14)

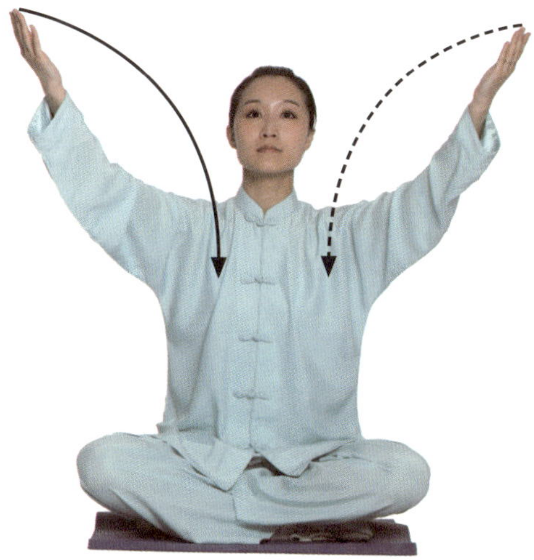

Abb. 14

2. Senken Sie das Kinn, drehen Sie die Arme nach innen und bringen die Hände vor den Oberkörper. Die Hände liegen in Schulterbreite und die Handflächen zeigen nach unten. Der Blick ist geradeaus gerichtet. (Abb. 15)

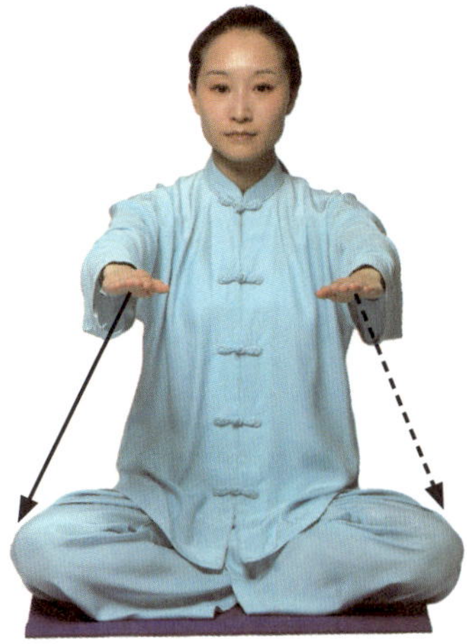

Abb. 15

3. Fahren Sie fort, indem Sie Ihre Hände nach unten bis auf die Knie drücken. Nun werden die Spitzen der Daumen an das körpernahe Ende des Ringfingers gedrückt und die anderen vier Finger um den Daumen geschlossen. Schließen Sie die Augen ungefähr dreißig Sekunden. (Abb. 16)

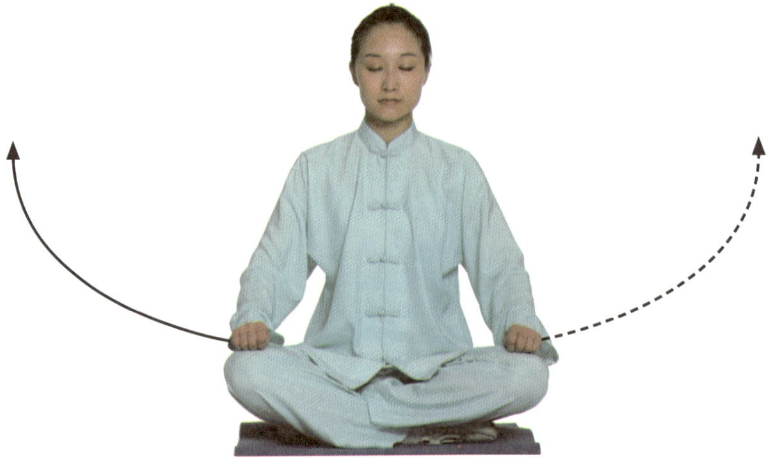

Abb. 16

Hinweise

1. Wenn Sie die Arme nach oben bewegen, strecken Sie die Brust und den Körper. Wenn Sie die Hände nach unten drücken, strecken Sie den Nacken und die Wirbelsäule. Die mentale Konzentration wird auf den Akupunkturpunkt Baihui gerichtet.

2. Befreien Sie sich von allen Gedanken und konzentrieren Sie sich auf die Übung.

Nutzen

1. Die Meditation erfrischt den Kopf und trägt dazu bei, dass Körper und Geist in Form bleiben. Dies verhilft das Gemüt zu normalisieren und die Aktivität des Qi zu aktivieren. Mit geballten Fäusten wird der Geist beruhigt und die Funktion der Leber und Lungen verbessert.

2. Diese Übung beugt Krankheiten wie heftigem Herzklopfen, Schlaflosigkeit, Benommenheit, Ermüdung und Nervenschwäche vor.

Übung 2: Mit den Zähnen klappern und auf den Hinterkopf klopfen

1. Die Übung schließt unmittelbar an die letzte Position der vorausgegangen Übung an. Lösen Sie die Fäuste und bringen die Arme an die Körperseite. Die Arme sind nach innen gedreht. Heben Sie nun die Arme auf Schulterhöhe und drehen diese nach außen, die Handflächen zeigen nach vorne. Der Blick ist geradeaus gerichtet. (Abb.17)

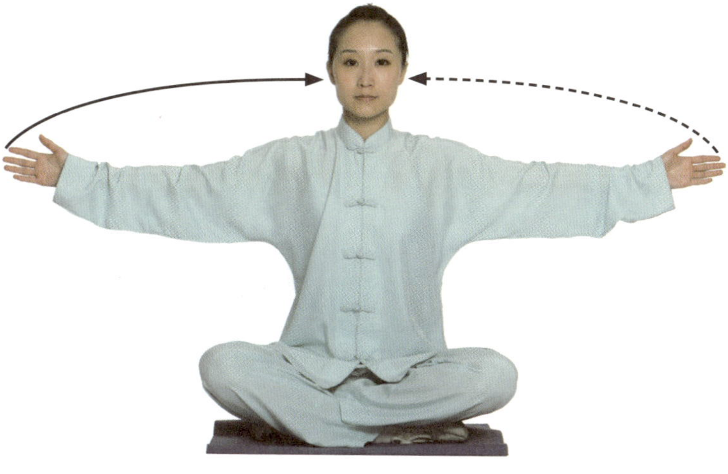

Abb. 17

2. Beugen Sie die Ellbogen und nehmen die Handflächenhaltung 2 (Abb. 2) ein. Mit den Mittelfingern bedecken Sie die Ohren und klappern 36-mal mit den Zähnen. Der Blick ist geradeaus nach unten gerichtet. (Abb. 18)

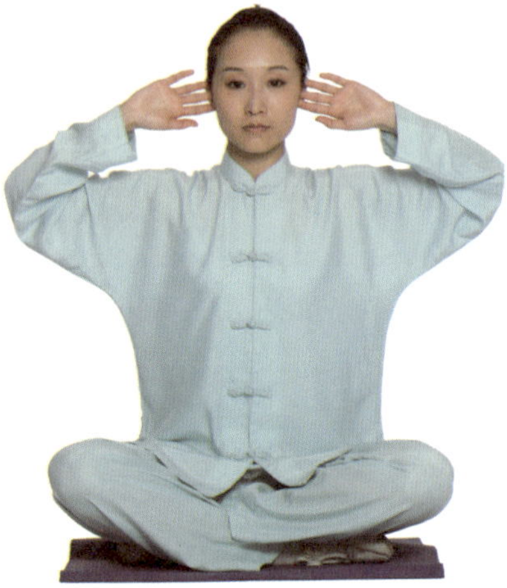

Abb. 18

3. Lösen Sie die Mittelfinger von den Ohren. Der Blick ist weiterhin geradeaus nach unten gerichtet. (Abb. 19)

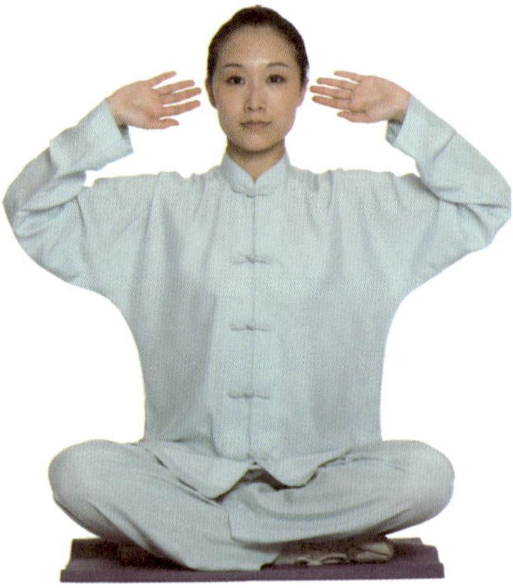

Abb. 19

4. Drücken Sie die Handflächen an die Ohren, so dass die Finger sich auf dem Hinterkopf befinden. Drücken Sie nun die Zeigefinger auf die Mittelfinger und klopfen mit den Zeigefingern 24-mal auf den Hinterkopf. Der Blick ist geradeaus nach unten gerichtet. (Abb. 20)

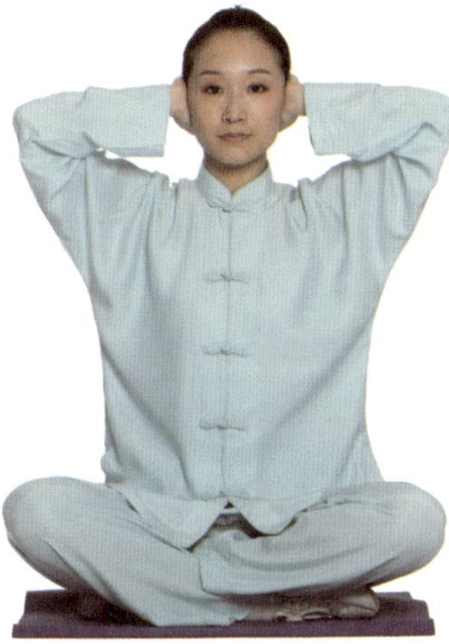

Abb. 20

5. Die Hände wieder von den Ohren lösen, nach vorne strecken und auf die Hüfte legen, die Handflächen zeigen nach unten. Der Blick ist geradeaus gerichtet. (Abb. 21 und 22)

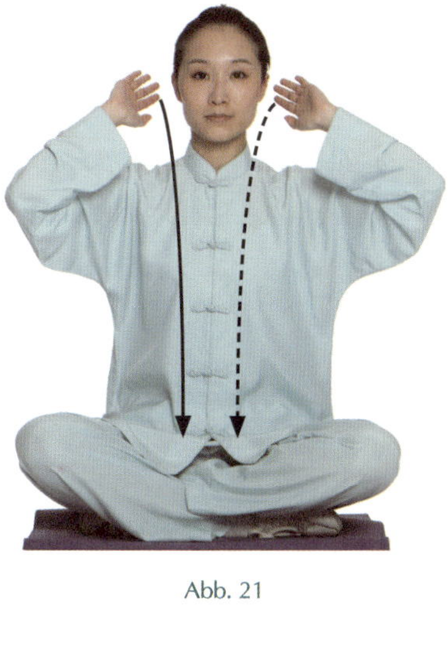

Abb. 21

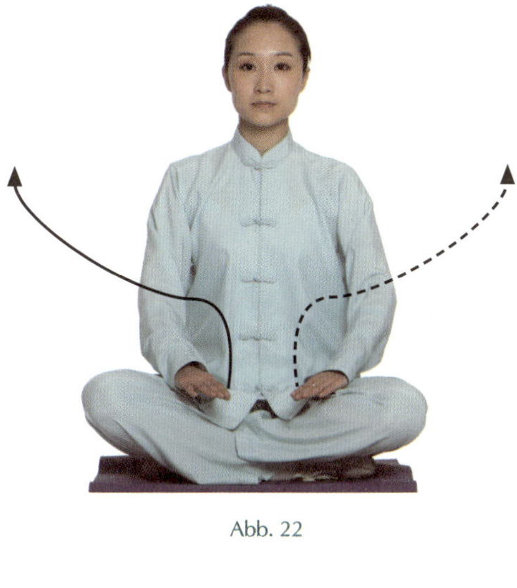

Abb. 22

Hinweise

1. Beim Klappern mit Zähnen und beim Klopfen auf den Hinterkopf sollte man sich die Ohren zuhalten und lautlos mitzählen. Die Zähne sollten dabei weder zu stark noch zu leicht aufeinander beißen, der Mund ist geschlossen.

2. Atmen Sie durch die Nase ein und aus. Wenn Sie mit den Zeigefingern auf den Hinterkopf klopfen, sollten Sie etwas Kraft aufwenden.

Nutzen

1. Durchs Klappern mit Zähnen werden die Zähne gestärkt und dentalen Krankheiten wird vorgebeugt.

2. Das Klopfen auf den Hinterkopf belebt den Geist und verhilft zu besserer Seh- und Hörkraft.

Übung 3: Die Halswirbelsäule schütteln

1. Die Übung schließt unmittelbar an die letzte Position der vorangegangen Übung an. Drehen Sie den Körper um 45 Grad nach links, gleichzeitig drehen Sie die Arme nach innen und strecken diese waagerecht zur Seite, die Handflächen zeigen nach hinten. Der Blick ist zur linken Hand gerichtet. (Abb. 23)

2. Drehen Sie den Körper nach rechts, bis Sie wieder geradeaus nach vorne blicken. Gleichzeitig drehen Sie die Arme nach außen und

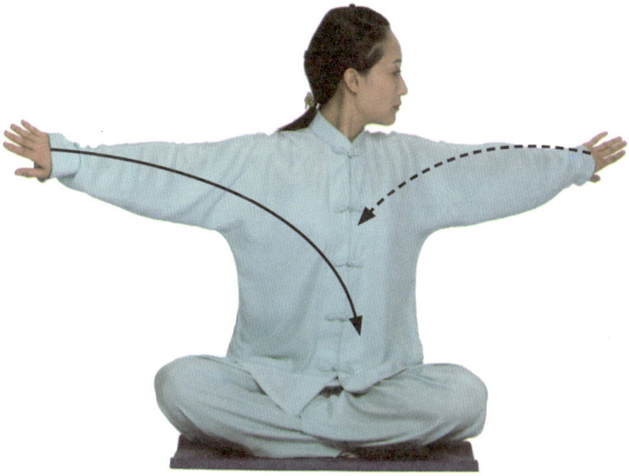

Abb. 23

bringen sie wieder gerade nach vorn. Dann werden beide Hände vor den Körper platziert, wobei sich die linke Hand oben und die rechte Hand unten befindet. Halten Sie die Hände so, dass die Handflächen zueinander zeigen. Der Blick ist geradeaus gerichtet. (Abb. 24)

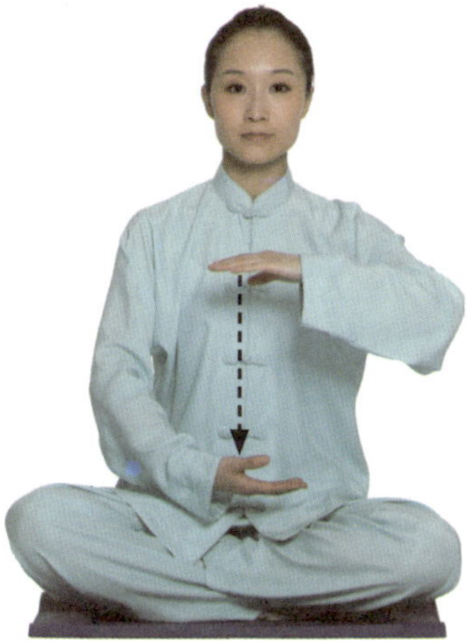

Abb. 24

3. Fahren Sie fort, indem Sie die linke Hand auf die rechte Hand drücken, so dass beide Hände vor dem Unterleib platziert sind. Der Blick ist geradeaus gerichtet. (Abb. 25)

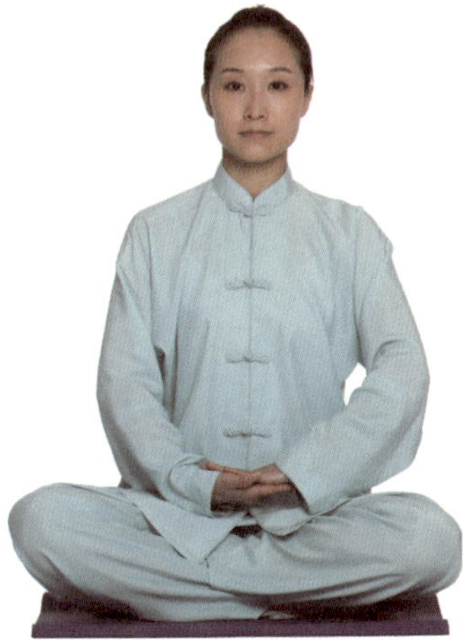

Abb. 25

4. Drehen Sie den Kopf nach links und legen gleichzeitig beide Hände auf den rechten Oberschenkel. Der Blick ist nach links gerichtet. (Abb. 26)

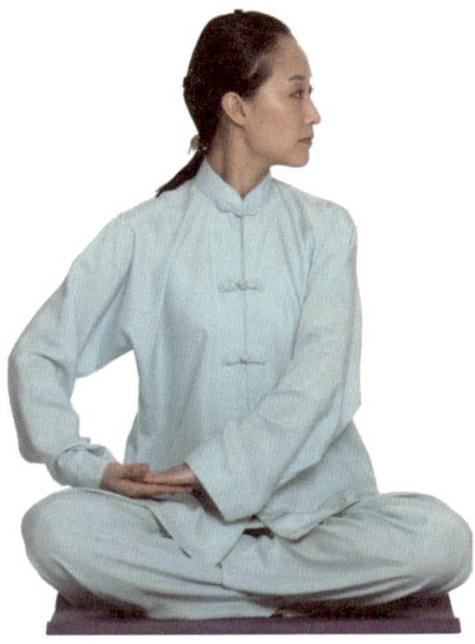

Abb. 26

5. Senken Sie die linke Schulter und drücken mit der linken Handfläche auf die rechte. Gleichzeitig heben Sie den Kopf, diese Position kurz halten. Der Blick ist nach links oben gerichtet. (Abb. 27)

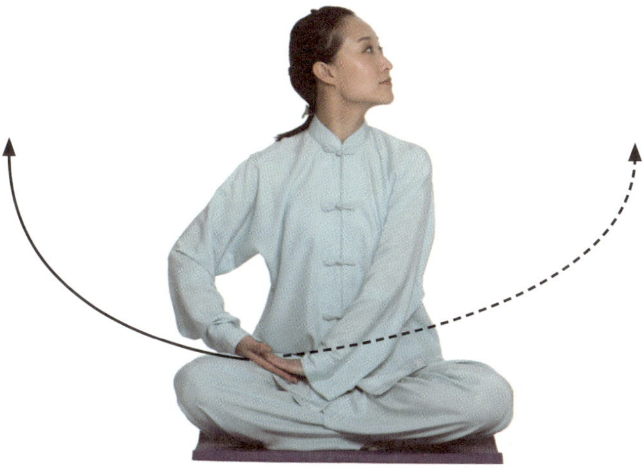

Abb. 27

6. Senken Sie das Kinn und drehen den Körper um 45 Grad nach rechts. Gleichzeitig drehen Sie die Arme nach innen und strecken sie horizontal zur Seite aus. Die Handflächen zeigen nach hinten. Der Blick ist zur rechten Hand gerichtet. (Abb. 28)

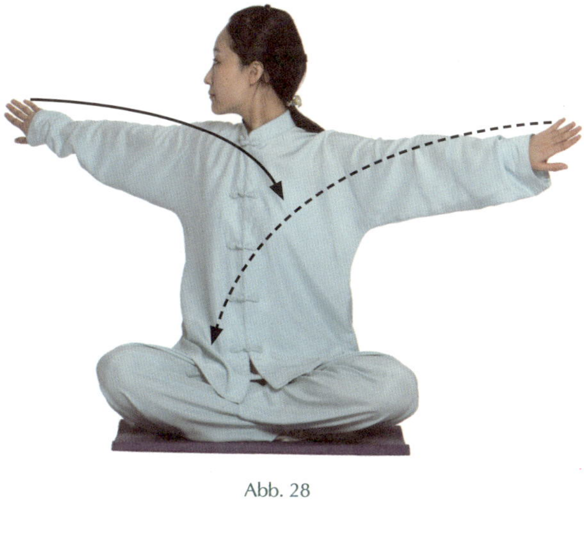

Abb. 28

Die Bewegungen 7 bis 10 entsprechen den Bewegungen 2 bis 5, diese werden jedoch seitenverkehrt ausgeführt. (Abb. 29-32)

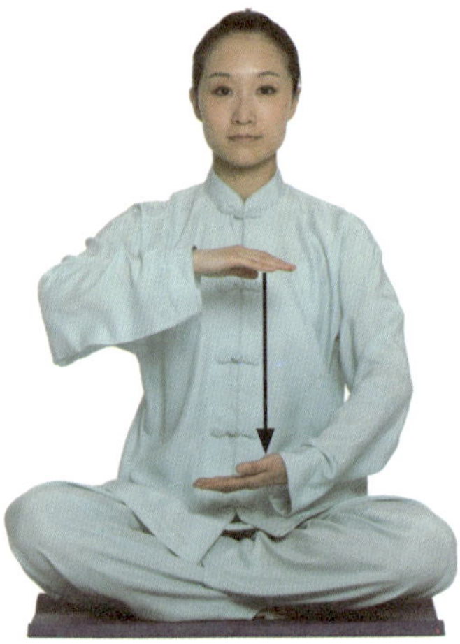

Abb. 29

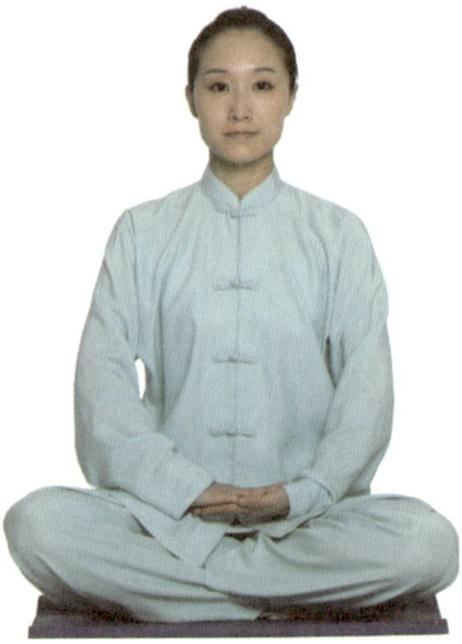

Abb. 30

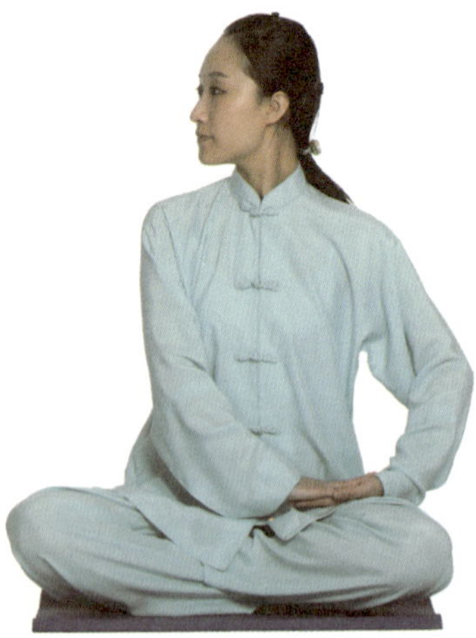

Abb. 31

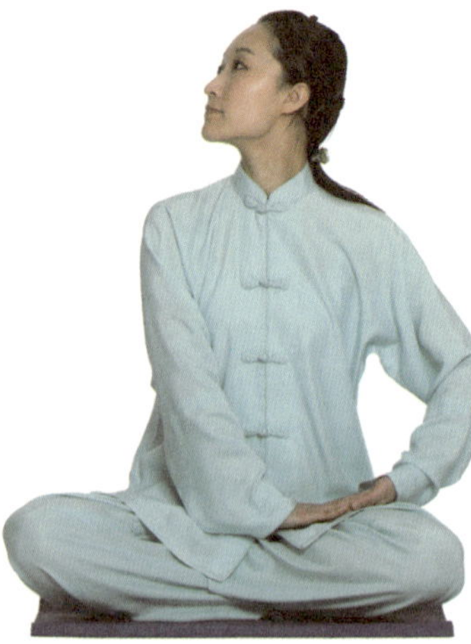

Abb. 32

Dann wiederholen Sie die Bewegungen 1 bis 10 zweimal.

Nach dem dritten Durchgang senken Sie das Kinn und drehen den Kopf nach links, bis Sie wieder geradeaus nach vorne schauen. Gleichzeitig beugen Sie die Ellbogen und führen die Hände zur Taille, die Finger zeigen nach vorne. Der Blick ist geradeaus gerichtet. (Abb. 33)

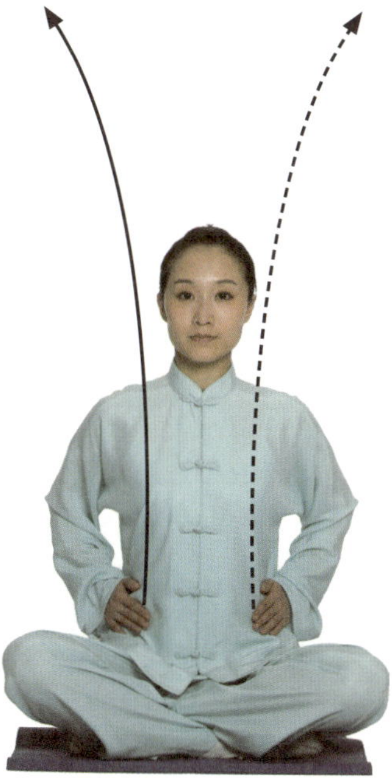

Abb. 33

Hinweise

1. Wenn Sie Hüfte und Arme drehen, sollte die Hüfte die Arme führen. Senken Sie dabei die Schultern und strecken den Körper.

2. Wenn Sie den Kopf drehen, bewegt sich der Oberkörper nicht. Heben Sie mit dem Kinn den Kopf an. Der Nacken unterstützt diese Bewegung.

Nutzen

1. Diese Übung kann den Akupunkturpunkt Dazhui stimulieren und die zwölf Meridiane, die an der Hand und am Fuß verlaufen, sowie den Dumai-Meridian (Lenkergefäß) regulieren.

2. Die Bewegungen für Kopf, Hüfte, Arme und Schultern stärken die Wirbelsäule und beugt Problemen im Nacken-, Schulter- und Hüftbereich vor.

Übung 4: Den Kopf umklammern

1. Diese Übung schließt unmittelbar an die letzte Position der vorangegangenen Übung an. Nehmen Sie die Schultern zurück, strecken Sie die Hände vor den Körper und heben sie weiter in die Höhe. Die Handflächen zeigen zueinander. Der Blick ist geradeaus gerichtet. (Abb. 34)

2. Nun beugen Sie die Arme im Ellbogen und umfassen den Hinterkopf mit ineinander gegriffenen Händen. Der Blick ist geradeaus gerichtet. (Abb. 35)

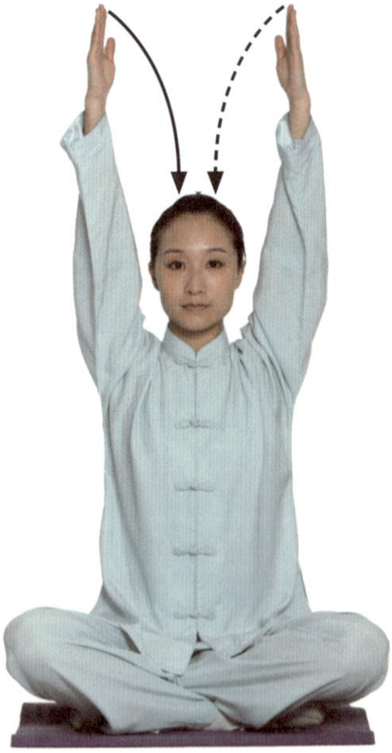

Abb. 34

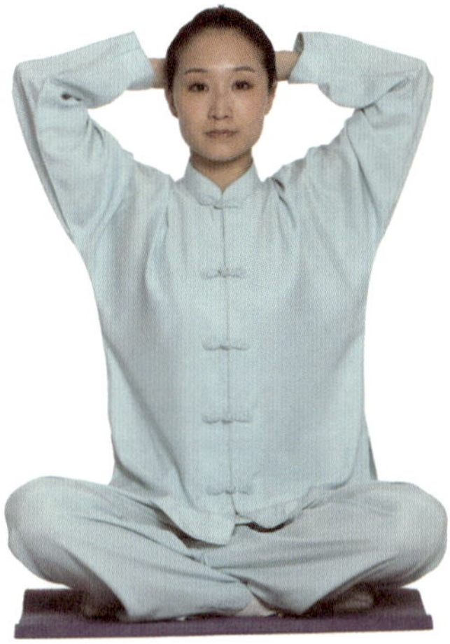

Abb. 35

3. Drehen Sie den Oberkörper um 45 Grad nach links. Der Blick ist geradeaus nach links gerichtet. (Abb. 36)

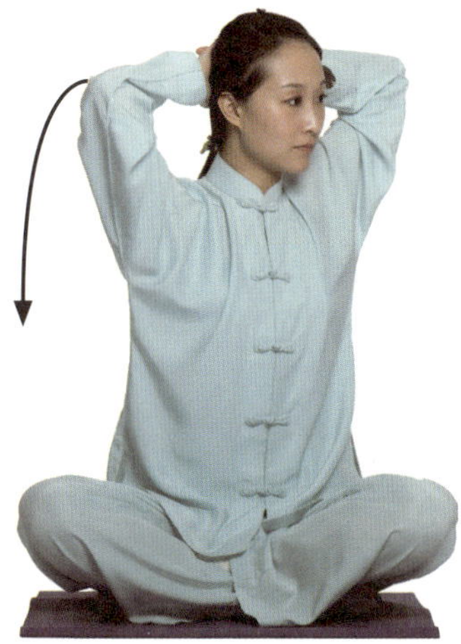

Abb. 36

4. Die Hände bleiben am Hinterkopf, neigen Sie sich nach rechts, so dass die Rippen auf der linken Körperseite gestreckt werden. Der Blick ist nach links oben gerichtet. (Abb. 37)

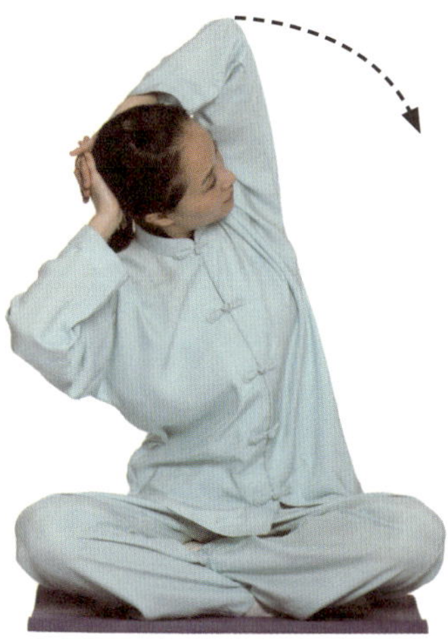

Abb. 37

5. Fahren Sie fort, indem Sie den Oberkörper wieder aufrichten. Der Blick ist geradeaus nach links gerichtet. (Abb. 38)

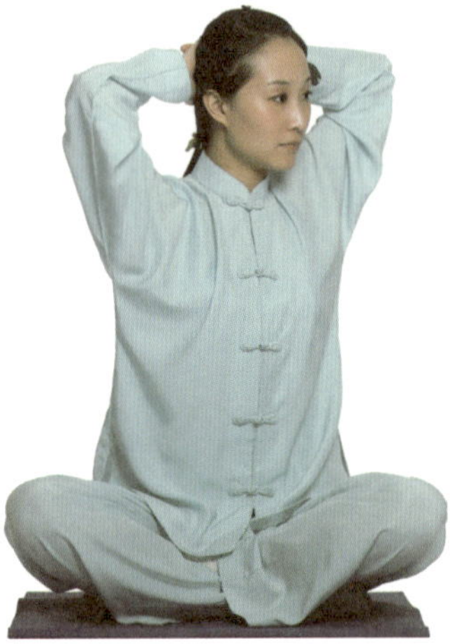

Abb. 38

6. Drehen Sie den Oberkörper nach rechts, bis der Blick wieder geradeaus gerichtet ist. (Abb. 39)

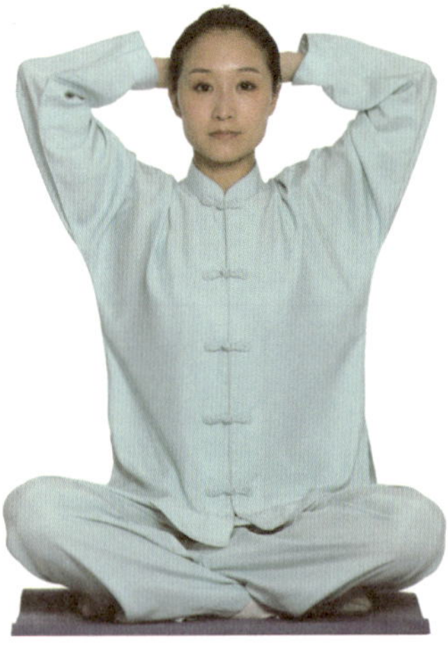

Abb. 39

Die Bewegungen 7 bis 10 entsprechen den Bewegungen 3 bis 6, diese werden jedoch seitenverkehrt ausgeführt. (Abb. 40-43)

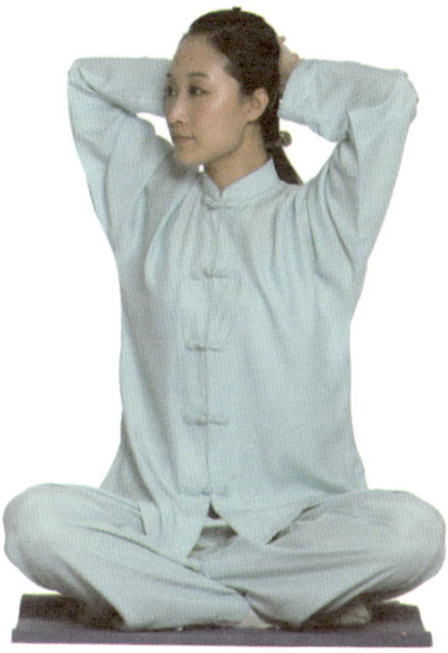

Abb. 40

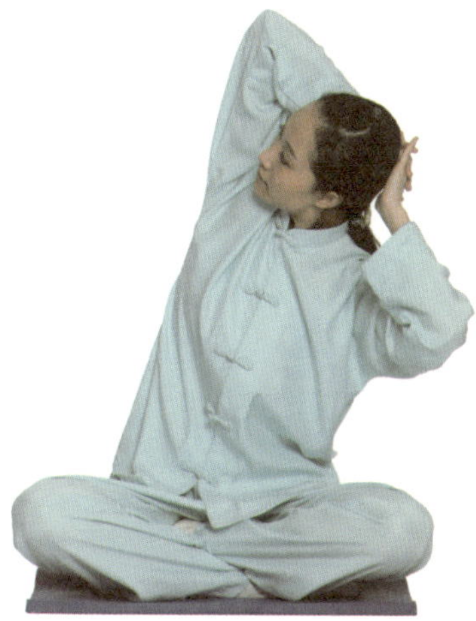

Abb. 41

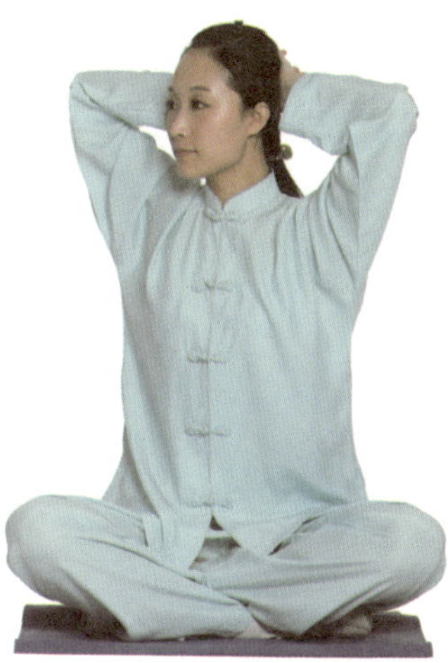

Abb. 42

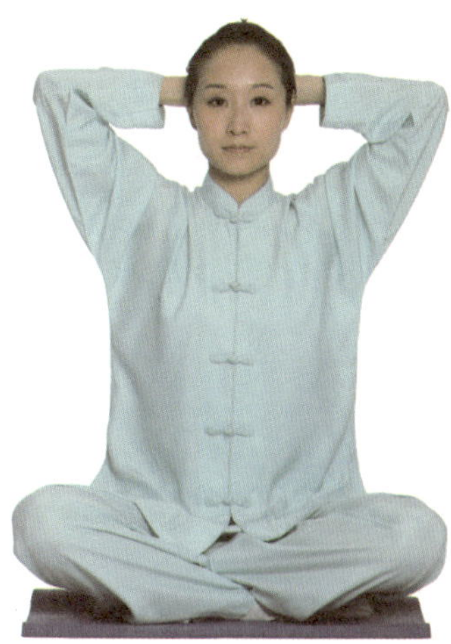

Abb. 43

11. Heben Sie den Kopf nach oben und wenden Sie dabei im Nacken Kraft auf. Der Blick ist geradeaus nach oben gerichtet. (Abb. 44)

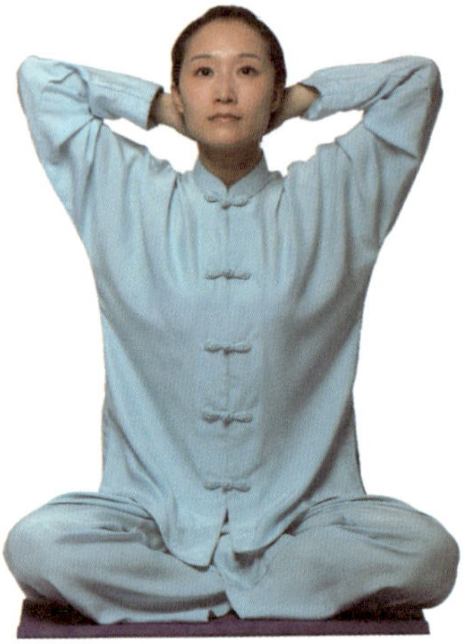

Abb. 44

12. Nun bewegen Sie die gebeugten Arme nach vorne und ziehen das Kinn zum Körper ein. Drücken Sie den Kopf mit ineinander gegriffenen Händen nach unten. Der Blick ist auf den Bauch gerichtet. (Abb. 45)

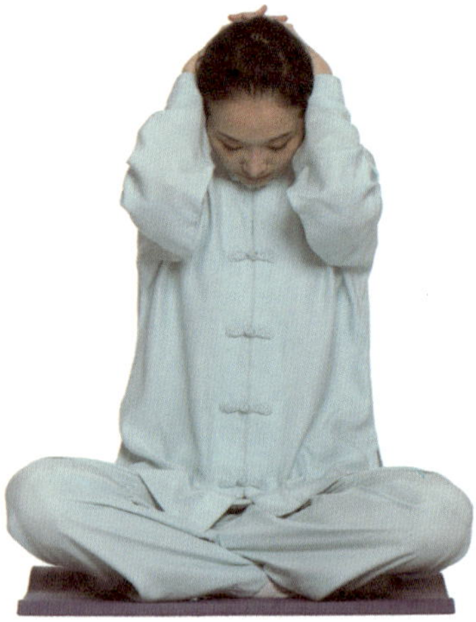

Abb. 45

13. Falten Sie die Hände nun auseinander und bewegen diese entlang den Wangen nach unten, bis die Handballen sich am Kiefer befinden. Der Blick ist geradeaus gerichtet. (Abb. 46)

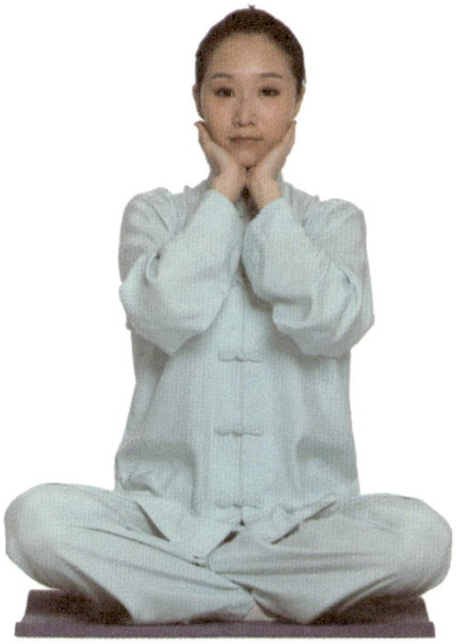

Abb. 46

14. Heben Sie nun den Kopf, die Hände unterstützen diese Bewegung unterhalb des Kiefers. Der Blick ist nach oben gerichtet. (Abb. 47)

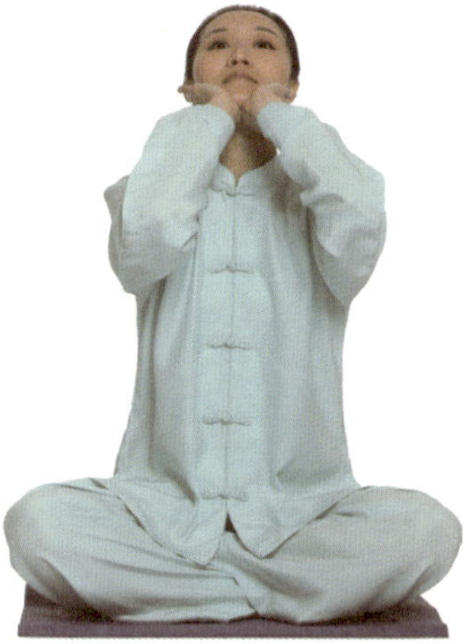

Abb. 47

15. Ziehen Sie das Kinn wieder ein, so dass der Nacken gerade ist. Gleichzeitig drücken Sie die Hände nach unten, bis sie vor dem Unterleib sind. Drehen Sie die Arme nach außen, wobei die Fingerspitzen nach vorne zeigen, und platzieren die Hände an die vorderen Hüftseiten. Der Blick ist geradeaus gerichtet. (Abb. 48 und 49)

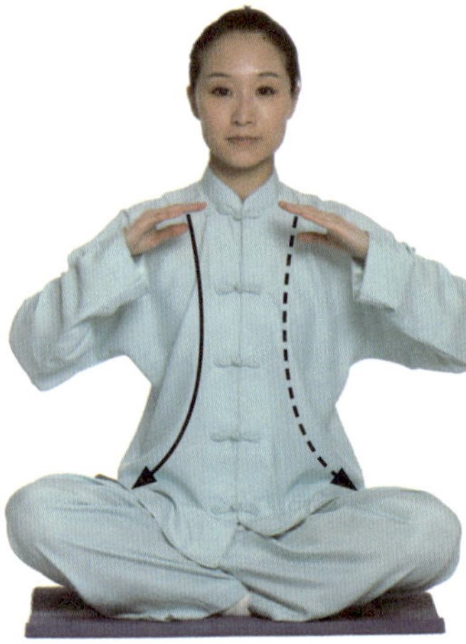

Abb. 48

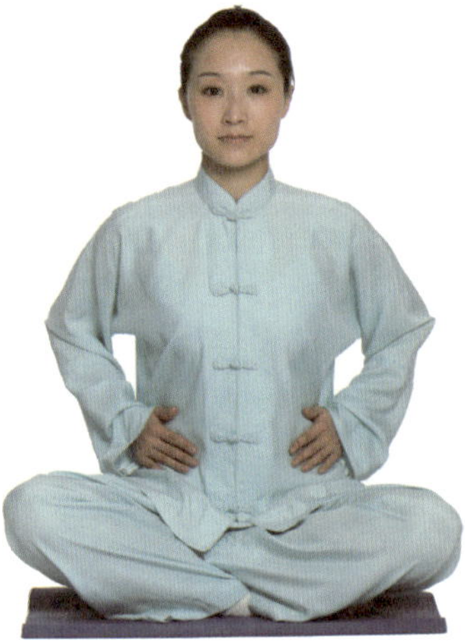

Abb. 49

Dann wiederholen Sie die Bewegungen 1 bis 15 zweimal.

Am Ende des dritten Durchgangs, wenn die Hände schon vor dem Unterleib sind, bilden Sie diese zu Fäusten und legen sie an die Hüftseite. Der Blick ist geradeaus gerichtet. (Abb. 50)

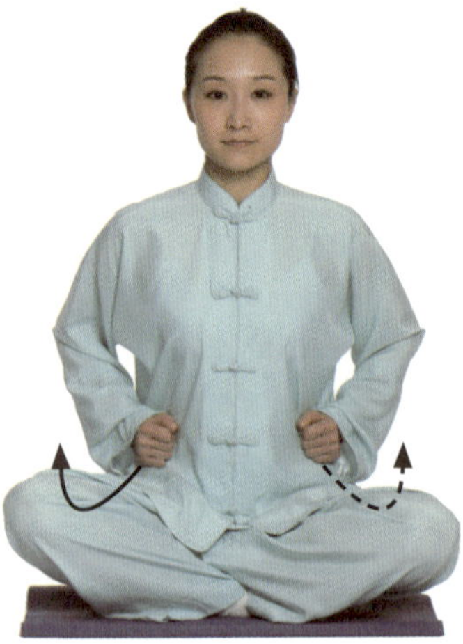

Abb. 50

Hinweise

1. Wenn Sie den Kopf umklammern und den Körper drehen, sollten Sie Schultern und Ellbogen nach hinten strecken. Wenn Sie sich nach links bzw. nach rechts neigen, ist der rechte bzw. der linke Ellbogen komplett nach oben gestreckt, so dass es in den Rippen zieht.

2. Beim Kopfsenken ist der Körper aufrecht und das Kinn eingezogen. Beim Kopfheben sollte man den Rücken gerade halten und die Brust rausstrecken.

Nutzen

1. Das Strecken der Hände nach oben aktiviert den Qi- und Blutfluss in den drei Körperhöhlen, in denen sich die inneren Organe befinden, und harmonisiert Milz und Magen. Das Neigen des Oberkörpers nach links und nach rechts stimuliert den Leber- und den Gallenblase-Meridian und verbessert damit die Funktion der Leber und der Gallenblase.

2. Das Herunterziehen des Kopfes mit Händen stimuliert den Dumai- und den Harnblase-Meridian sowie den Akupunkturpunkt Beishu am Rücken. Dies hilft bei der Genesung der inneren Organe. Das Anheben des Kinns mit Händen stimuliert den Akupunkturpunkt Dazhui auf dem Rücken.

Übung 5: Die Haspel drehen

1. Die Übung schließt unmittelbar an die letzte Position der vorangegangenen Übung an. Ziehen Sie beide Fäuste vom Unterleib zurück und legen sie auf die Stelle des Akupunkturpunktes Shenshu. Die Innenfläche der Faust zeigt nach hinten. Der Blick ist geradeaus gerichtet. (Abb. 51)

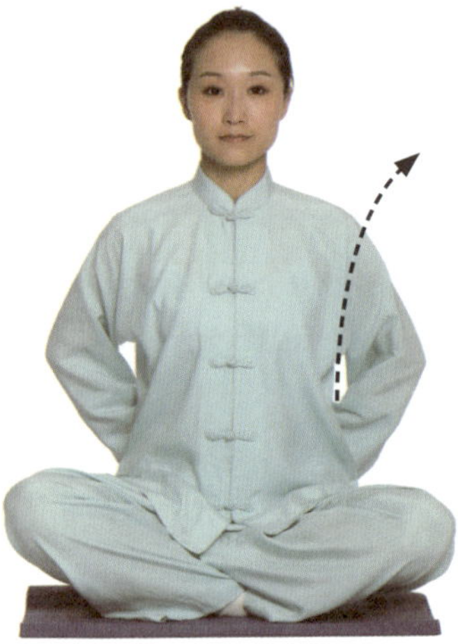

Abb. 51

2. Drehen Sie den Oberkörper um 45 Grad nach links, gleichzeitig führen Sie die linke Faust vor die linke Schulter. Der Blick ist zur linken Faust gerichtet. (Abb. 52)

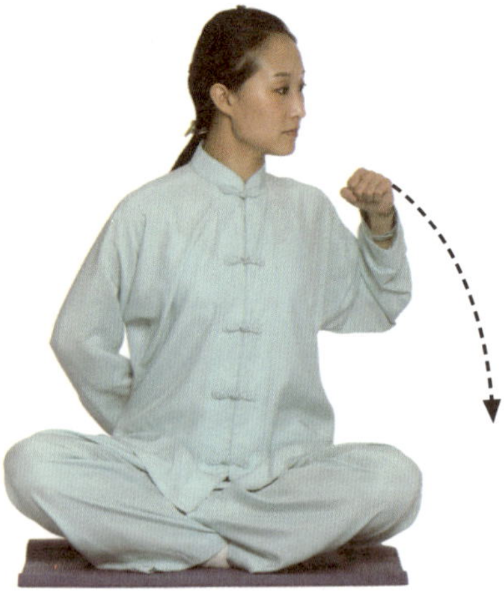

Abb. 52

3. Drehen Sie den Oberkörper nach rechts, danach nach links neigen. Gleichzeitig wird das linke Handgelenk ungefähr 45 Grad von der linken Körperseite weg gestreckt, wobei der Ellbogen leicht gebeugt ist. Der Blick ist zur linken Faust gerichtet. (Abb. 53)

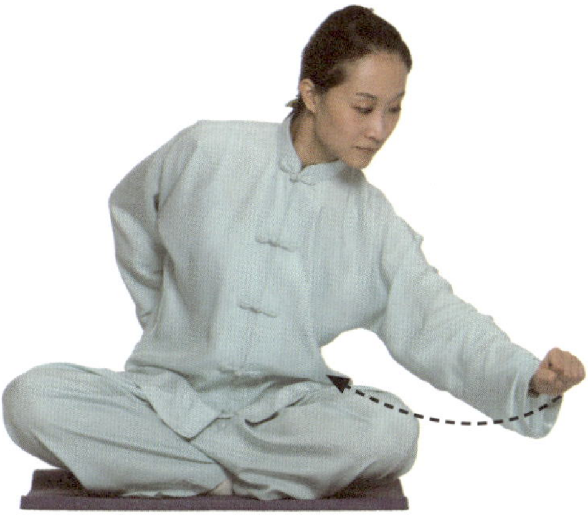

Abb. 53

4. Fahren Sie fort, indem Sie den Oberkörper wieder aufrichten. Ziehen Sie die linke Faust zurück an den Körper und platzieren diese an die Körperseite. Das gebeugte Handgelenk und die Faust zeigen nach hinten. Der Blick ist zur linken Faust gerichtet. (Abb. 54)

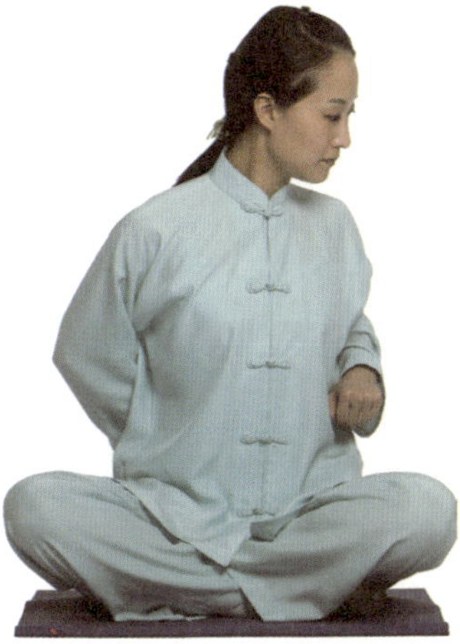

Abb. 54

Die Bewegungen 2 bis 4 werden fünfmal wiederholt, das ist „Die linke Haspel drehen". Nach Beendigung des sechsten Durchgangs drehen Sie den Oberkörper nach rechts, so dass Sie wieder geradeaus nach vorne sehen. Ziehen Sie die linke Faust an die Körperseite heran, bis sie auf den Akupunkturpunkt Shenshu drückt, dabei ist die Faustinnenfläche nach außen gedreht. Der Blick ist geradeaus gerichtet. (Abb. 55)

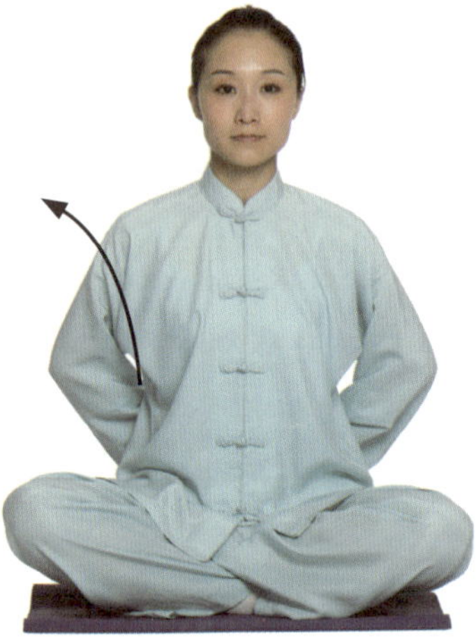

Abb. 55

Die Bewegungen 5 bis 7 entsprechen den Bewegungen 2 bis 4, diese werden jedoch seitenverkehrt ausgeführt. Dies ist dann „Die rechte Haspel drehen". (Abb. 56-58)

Die Bewegungen 5 bis 7 werden auch fünfmal wiederholt. Nach Beendigung des sechsten Durchgangs drehen Sie den Oberkörper nach links, bis Sie wieder geradeaus nach vorne schauen. Die rechte Faust wird an die Körperseite herangezogen und auf den Akupunkturpunkt Shenshu gedrückt, die Faustinnenfläche zeigt nach hinten. Der Blick ist geradeaus gerichtet. (Abb. 59)

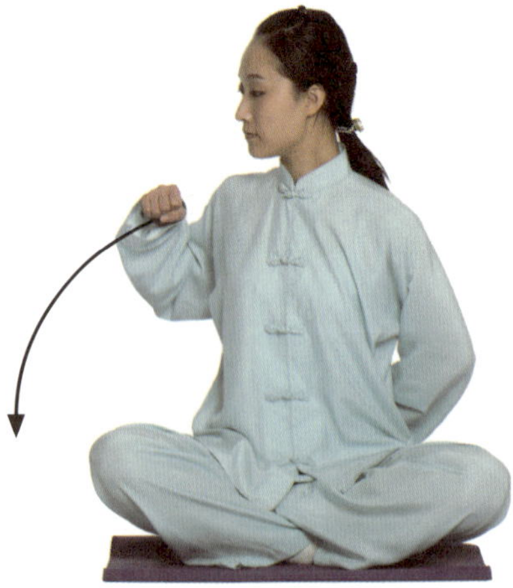

Abb. 56

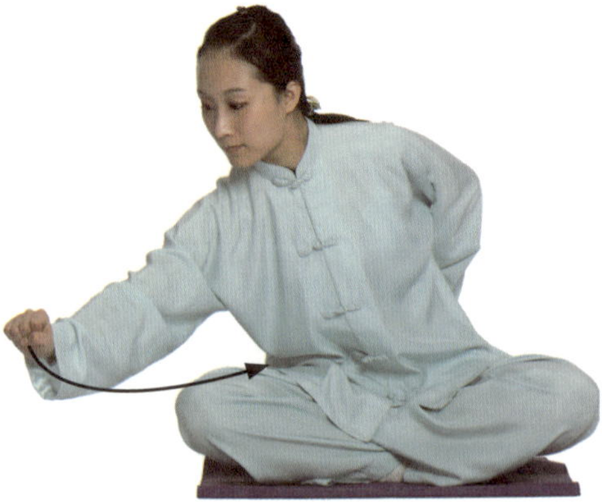

Abb. 57

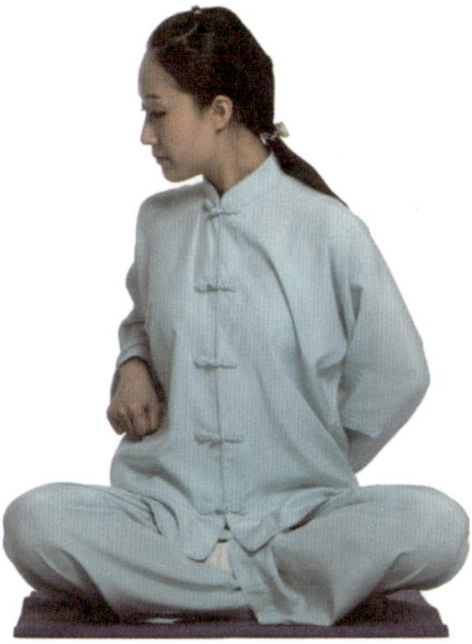

Abb. 58

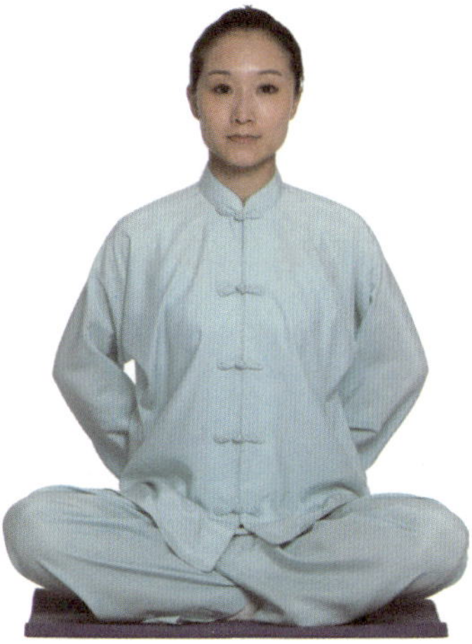

Abb. 59

8. Strecken Sie die Schultern und ziehen diese hoch. Dann bringen Sie die Schultern nach vorne und senken sie wieder. Der Blick ist geradeaus nach unten gerichtet. (Abb. 60-62) Diese Bewegung wird insgesamt sechsmal ausgeführt, nach dem sechsten Durchgang setzen Sie sich wieder in den geraden Sitz. (Abb. 63)

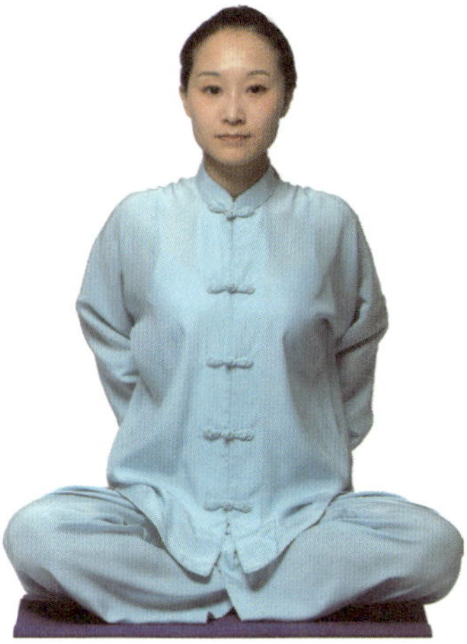

Abb. 60

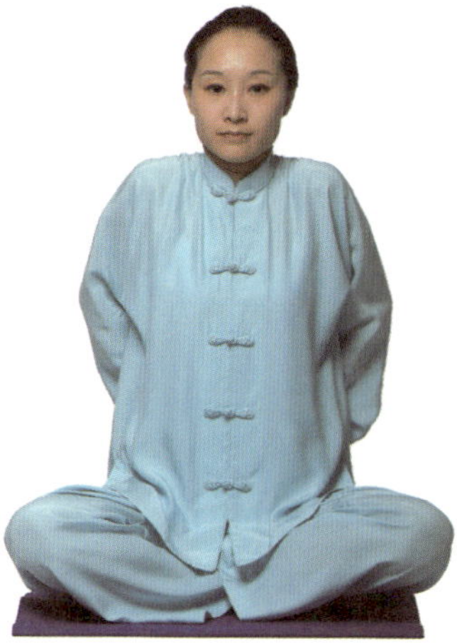

Abb. 61

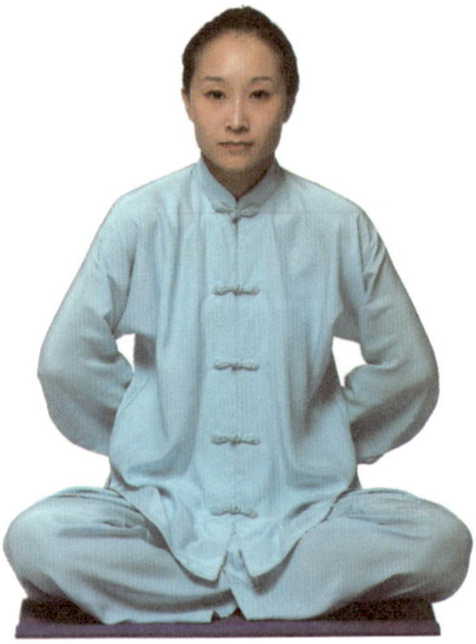

Abb. 62

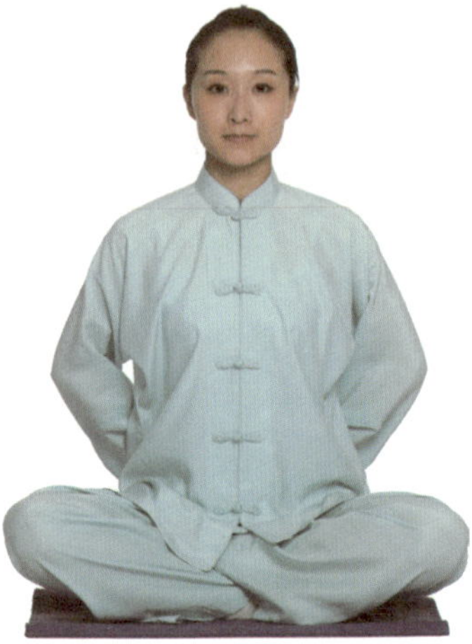

Abb. 63

Die Bewegung 9 läuft in verkehrter Abfolge der Bewegung 8 ab. Zuerst die Schultern nach vorne ziehen und senken, und dann die Schultern zurücknehmen und hochziehen. (Abb. 64-66) Diese Bewegung wird auch sechsmal ausgeführt. Nach dem sechsten Durchgang kehren Sie zur Ausgangsposition dieser Übung zurück. (Abb. 67)

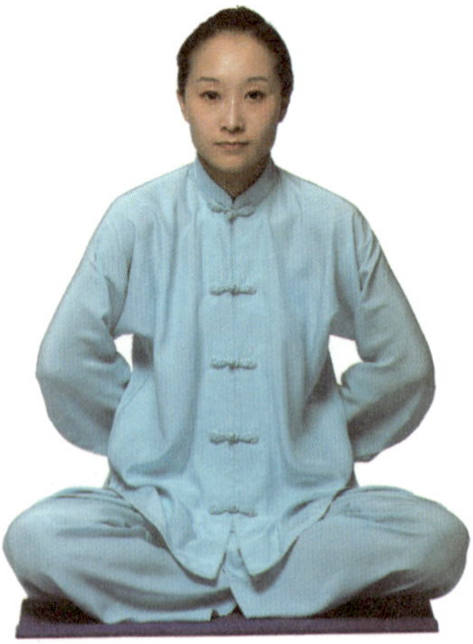

Abb. 64

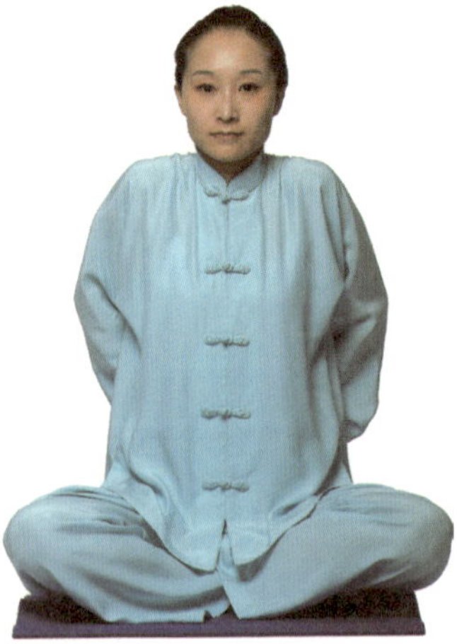

Abb. 65

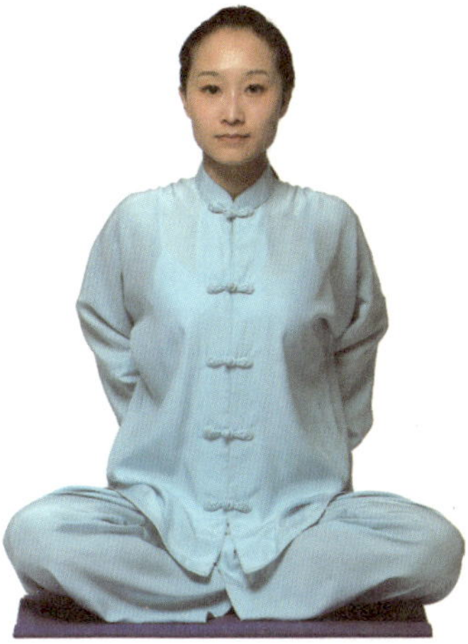

Abb. 66

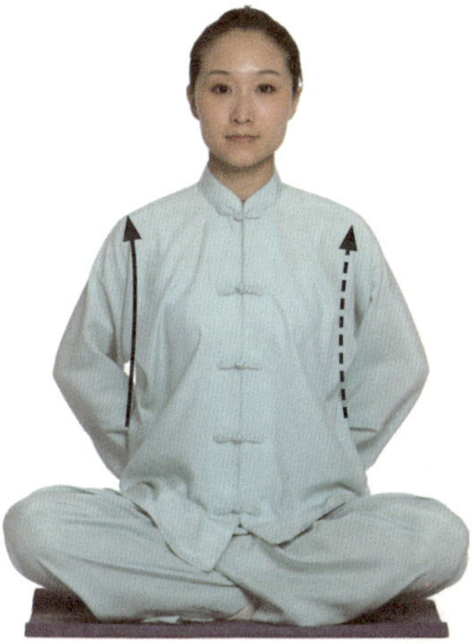

Abb. 67

10. Lösen Sie die Fäuste, die Fingerspitzen zeigen nach unten. Führen Sie nun die Hände entlang der Körperseite nach oben bis auf die Schulterspitzen. Dann senken Sie die Schultern, die Ellbogen zeigen nach unten. Der Blick ist geradeaus gerichtet. (Abb. 68)

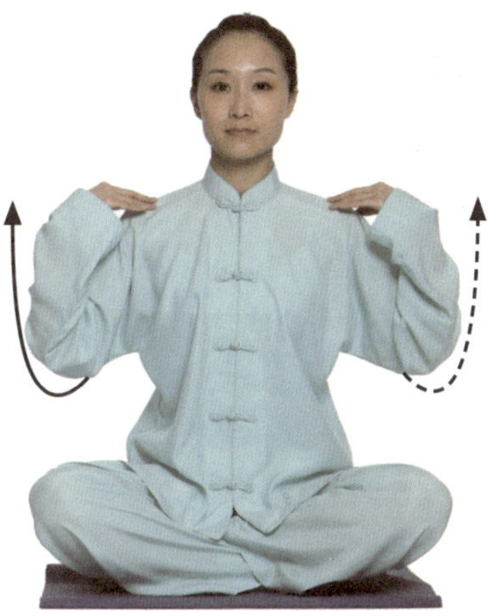

Abb. 68

11. Die Hände bewegen sich nicht, drehen Sie den Oberkörper nach links. Dabei geht der rechte Arm nach vorn und der linke Arm nach hinten. Der Blick ist geradeaus nach unten gerichtet. (Abb. 69)

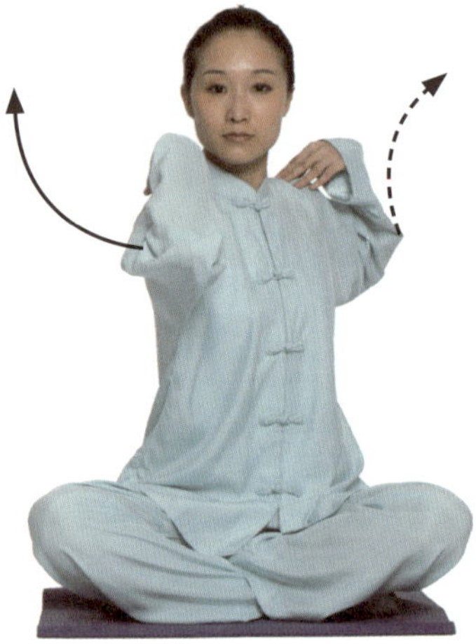

Abb. 69

12. Drehen Sie den Oberkörper nach rechts, bis Sie wieder geradeaus nach vorne blicken. Nun drücken Sie beide Ellbogen in die Höhe. Der Blick ist geradeaus nach unten gerichtet (Abb.70)

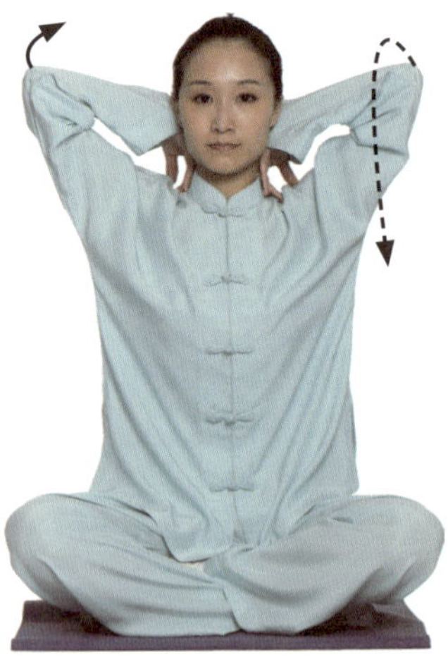

Abb. 70

13. Fahren Sie fort, indem Sie den Oberkörper nach rechts drehen, der linke Arm wird nach vorne und der rechte Arm nach hinten gebracht. Der Blick ist geradeaus nach unten gerichtet. (Abb. 71)

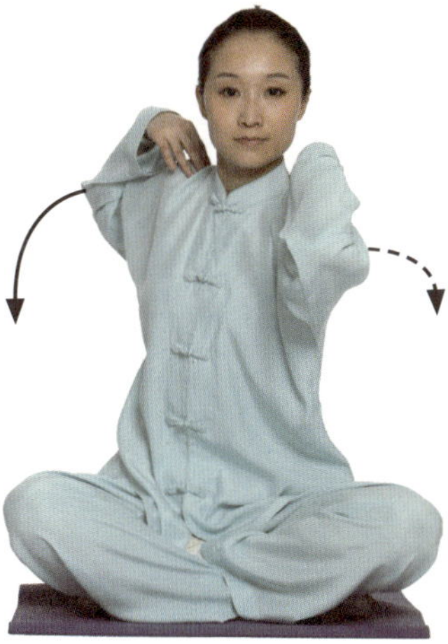

Abb. 71

14. Drehen Sie den Oberkörper nach links und senken beide Arme, die Ellbogen bleiben gebeugt. Der Blick ist geradeaus nach unten gerichtet. (Abb. 72)

Die Bewegungen 11 bis 14, die zwischen Schulterdrehung nach vorne und nach hinten alternieren, werden insgesamt sechsmal durchgeführt.

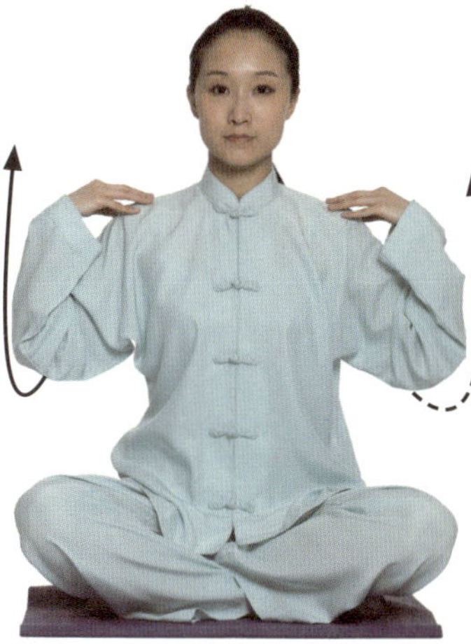

Abb. 72

Die Bewegungen 15 bis 18 entsprechen den Bewegungen 11 bis 14, diese werden jedoch seitenverkehrt ausgeführt, insgesamt auch sechsmal. (Abb. 73-76)

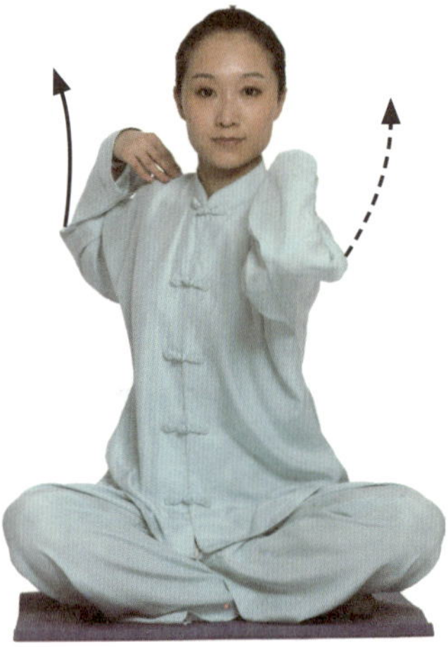

Abb. 73

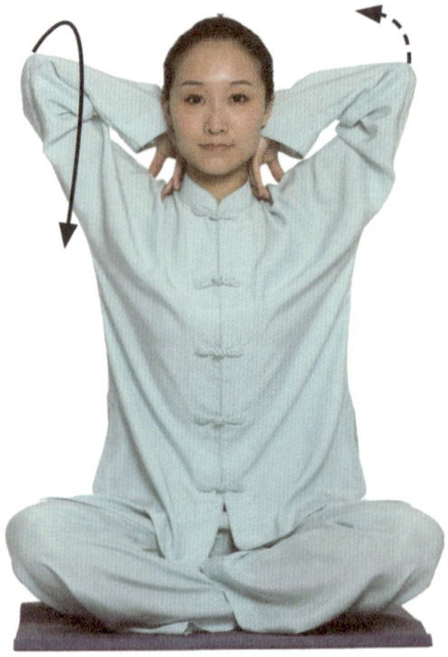

Abb. 74

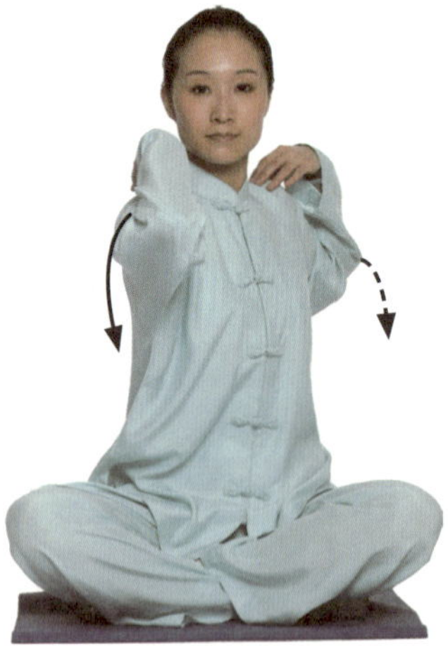

Abb. 75

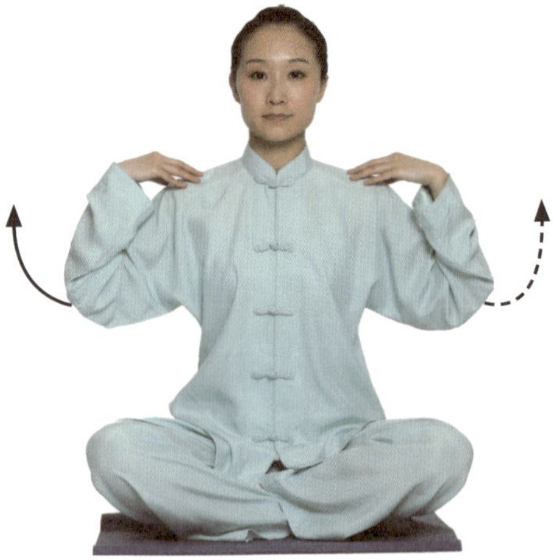

Abb. 76

Hinweise

1. Bei Bewegungen 2 bis 7: Wenn Sie die Arme nach vorne führen, drehen Sie die Hüfte, die Schultern folgen natürlich. Wenn die Arme zurück gezogen werden, werden die Ellbogen gebeugt und die Handgelenke angezogen.

2. Bei Bewegungen 8 und 9: Der körpernahe Zeigefingerknöchel reibt den Akupunkturpunkt Shenshu. Die Schulterdrehung sollte kreisförmig ununterbrochen ausgeführt werden.

3. Bei Bewegungen 10 bis 18: Man sollte die gebeugten Arme mit Hilfe der Hüfte gleichzeitig jeweils nach vorne und nach hinten drehen.

Nutzen

1. Durch diese Übung werden die sechs Meridiane, die an der Hand verlaufen, der Harnblase- und der Dumai-Meridian sowie der Akupunkturpunkt Beishu auf dem Rücken stimuliert. Das wirkt sich positiv auf die inneren Organe wie Herz, Lungen und Nieren aus.

2. Durch diese Übung werden Lenden und Rücken gestärkt, Krankheiten im Schulter- und Halswirbelbereich vorgebeugt bzw. geheilt.

Übung 6: Den Himmel mit den Händen stützen

1. Die Übung schließt unmittelbar an die letzte Position der vorangegangenen Übung an. Heben Sie die Ellbogen bis zur Schulter an, so dass Ellbogen und Schulter eine Linie bilden. Der Blick ist geradeaus gerichtet. (Abb. 77)

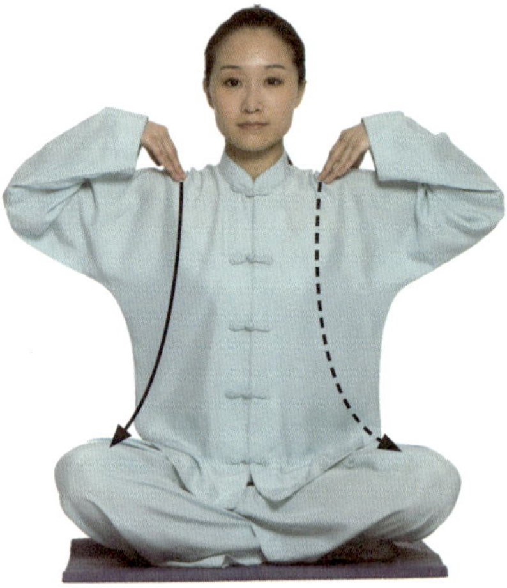

Abb. 77

2. Führen Sie die Hände entlang der Körperseite nach unten bis zu den Hüften. Der Blick ist geradeaus nach unten gerichtet. (Abb. 78)

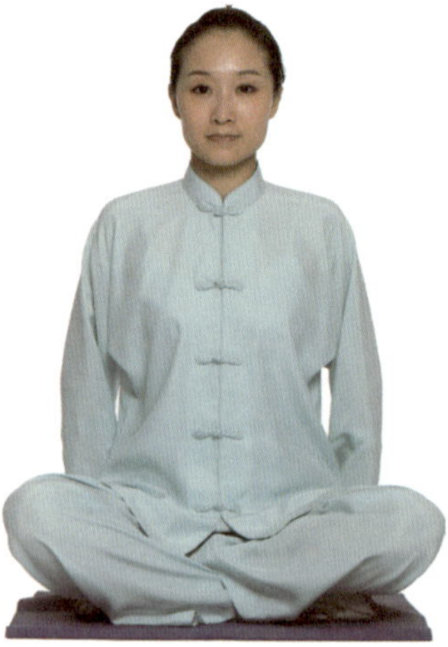

Abb. 78

3. Drehen Sie die Arme nach außen, führen Sie die Handflächen am Bein entlang bis zum Kniegelenk. Nun ziehen Sie die Knie mit den Händen nach oben. Der Blick ist geradeaus nach unten gerichtet. (Abb. 79)

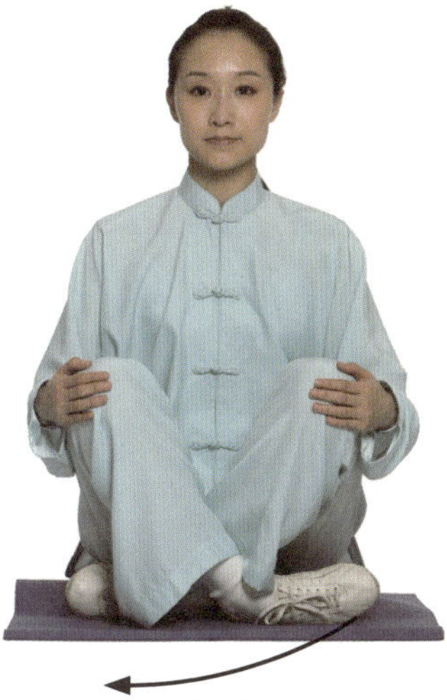

Abb. 79

4. Fahren Sie fort, indem Sie das rechte Bein ausstrecken, die Fußspitze zeigt nach oben, das Knie ist leicht gebeugt. Der Blick ist zum rechten Fuß gerichtet. (Abb. 80)

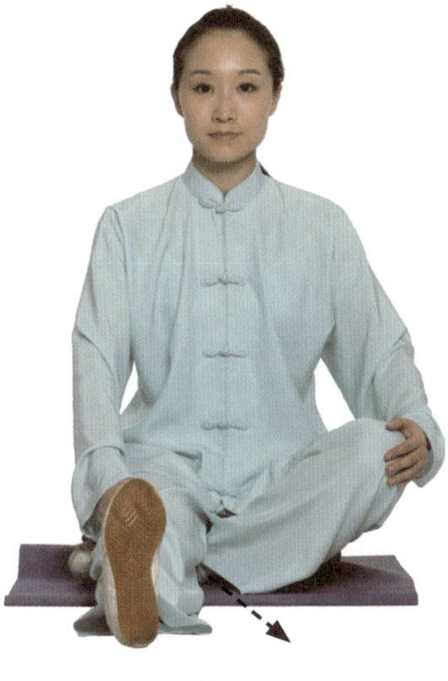

Abb. 80

5. Strecken Sie nun das linke Bein aus, beide Beine sind gerade und die Fußspitzen zeigen nach oben. Die Hände legen Sie auf die Knie. Der Blick ist auf die Füße gerichtet. (Abb. 81)

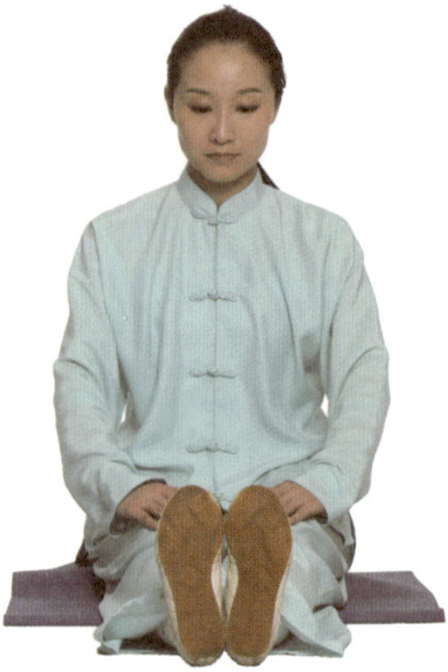

Abb. 81

6. Drehen Sie die Arme nach außen und führen die Hände vor dem Unterleib zusammen, die Fingerspitzen zeigen zueinander und die Handflächen zeigen nach oben. Nun verschränken Sie die Hände. Der Blick ist geradeaus nach unten gerichtet. (Abb. 82)

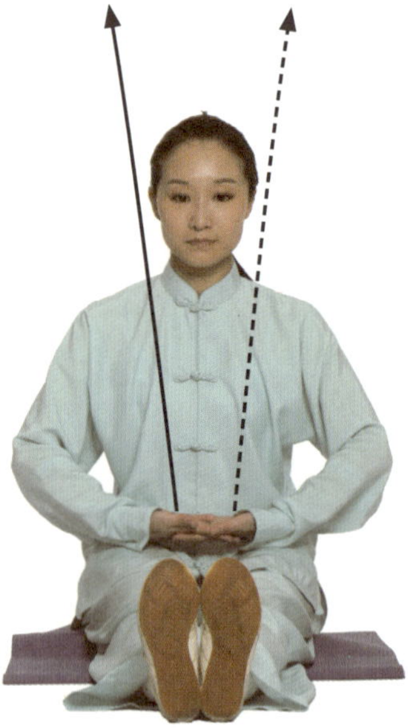

Abb. 82

7. Fahren Sie fort, indem Sie die Hände bis zum Brustbereich anheben. Danach drehen Sie die Arme nach innen und drücken die Hände mit nach oben gerichteten Handflächen zum Himmel. Gleichzeitig strecken Sie die Fußspitzen nach vorne, bis die Fußgewölbe gerade sind. Der Blick ist geradeaus nach unten gerichtet. (Abb. 83)

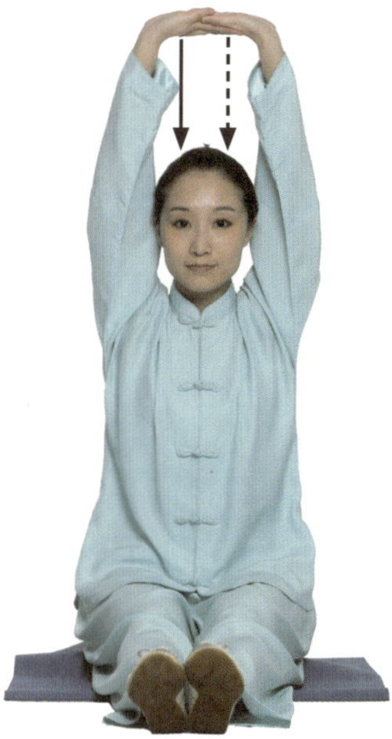
Abb. 83

8. Senken Sie nun die Schultern und beugen die Ellbogen. Gleichzeitig drehen Sie die Handflächen nach unten, legen sie auf den Kopf und üben damit leichten Druck aus. Die Fußspitzen werden nach innen gezogen. Der Blick ist geradeaus nach unten gerichtet. (Abb. 84)

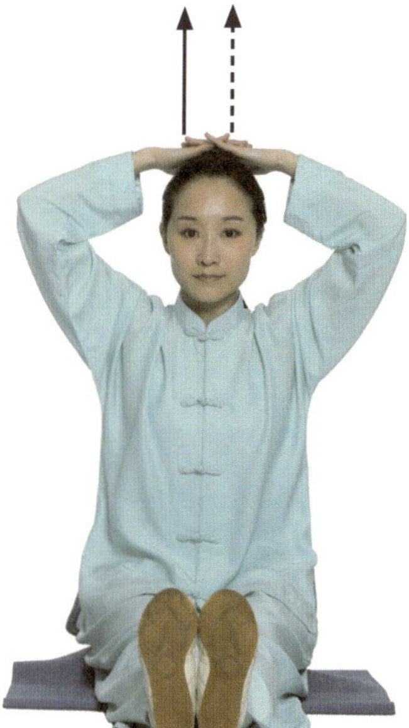
Abb. 84

9. Drehen Sie nun beide Arme nach innen und drücken die Handflächen nach oben. Heben Sie die Arme gerade bis über den Kopf. Gleichzeitig strecken Sie die Fußspitzen nach vorne, bis die Fußgewölbe gerade sind. Der Blick ist geradeaus nach unten gerichtet. (Abb. 85)

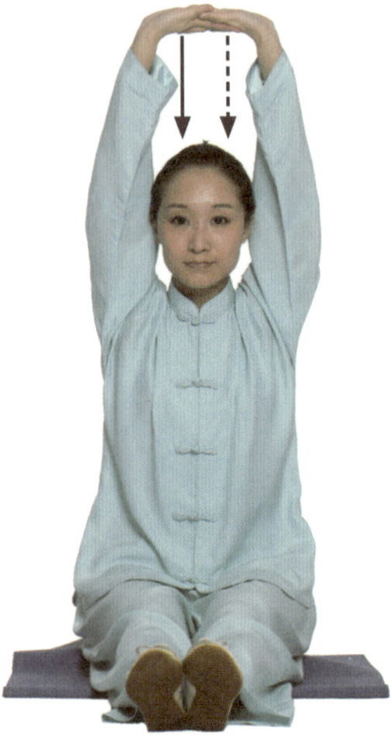

Abb. 85

10. Senken Sie nun die Schultern und beugen die Ellbogen. Gleichzeitig drehen Sie die Handflächen nach unten, legen sie auf den Kopf und üben damit leichten Druck aus. Die Fußspitzen werden nach innen gezogen. Der Blick ist geradeaus nach unten gerichtet. (Abb. 86)

Dann wiederholen Sie die Bewegungen 9 und 10 siebenmal.

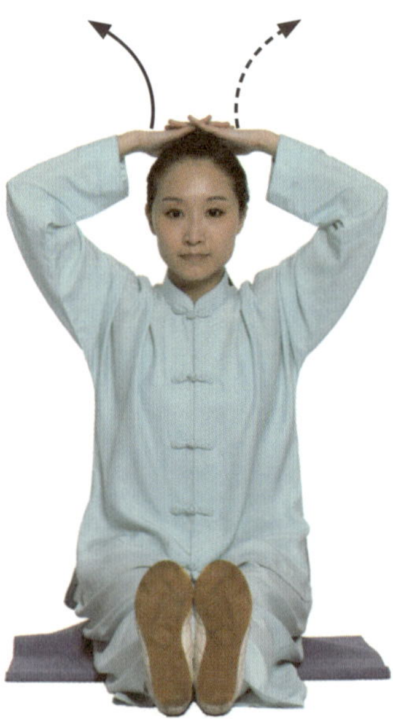

Abb. 86

Hinweise

1. Wenn Sie die Hände nach oben strecken, sollten die Arme und der Oberkörper sowie die Knie und die Fußgewölbe komplett gestreckt sein.

2. Wenn Sie die Hände nach unten drücken, bleibt die Hüfte fest, der Kopf ist aufrecht, die Knie sind durchgestreckt und die Fußspitzen nach innen komplett gezogen.

Nutzen

1. Das Strecken der Fußspitzen nach vorne und nach innen stimuliert die sechs Meridiane, die am Fuß verlaufen, und fördert die Zirkulation des Qi und des Blutes.

2. Beim Strecken der Arme in die Höhe werden die Wirbelsäule, die Rippen, die Schulter- und die Nackenmuskulatur gedehnt. Das wirkt sich positiv auf die Leber und die Gallenblase aus. Außerdem beugt diese Übung Beschwerden im Schulter- und Nackenbereich vor.

Übung 7: Den Oberkörper nach vorne lehnen, um an den Füße zu ziehen

1. Die Übung schließt unmittelbar an die letzte Position der vorangegangenen Übung an. Lösen Sie die Hände voneinander und strecken die Arme gerade über den Kopf, dabei sind die Handflächen zueinander gerichtet. Die Fußgelenke sind locker, die Fußspitzen zeigen nach oben. Der Blick ist geradeaus gerichtet. (Abb. 87)

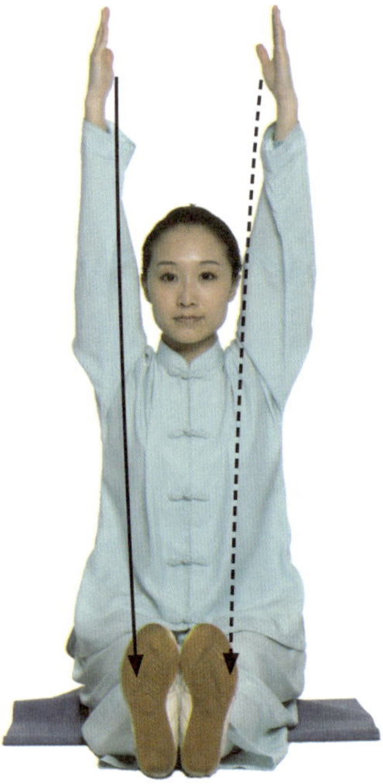

Abb. 87

2. Lehnen Sie nun den Oberkörper nach vorne. Der Neigungsgrad sollte dabei 45 Grad nicht übersteigen. Gleichzeitig führen Sie die Hände nach vorn und greifen die Fußsohlen, der Daumen übt leichten Druck auf die Fußgewölbe aus. Der Blick ist auf die Fußspitzen gerichtet. (Abb. 88)

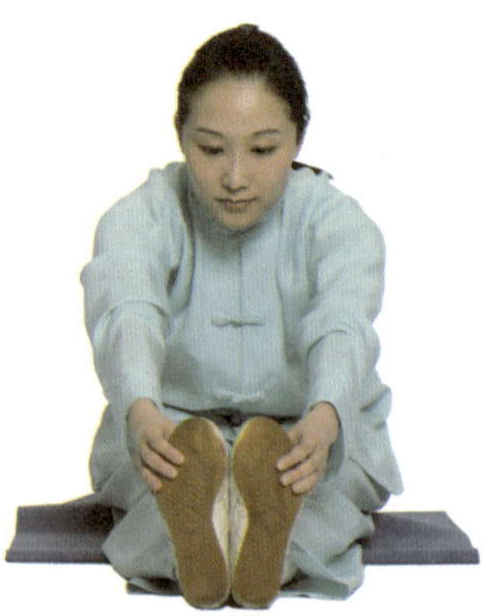

Abb. 88

3. Ziehen Sie die Füße zum Körper, die Knie sind durchgestreckt, die Hüften bleiben unten und der Kopf ist aufgerichtet. Die Position kurz halten. Der Blick ist nach oben gerichtet. (Abb. 89)

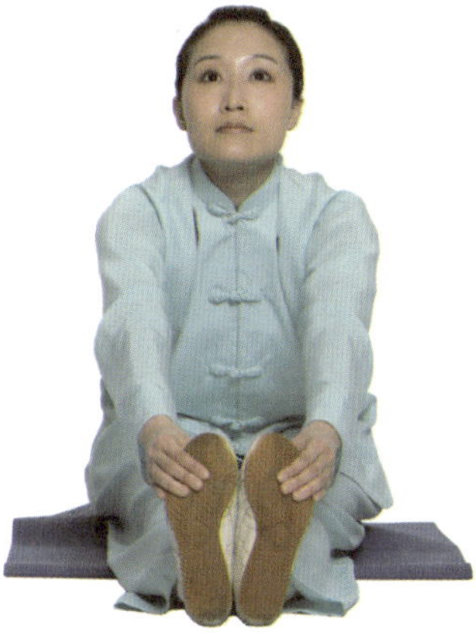

Abb. 89

4. Nun senken Sie das Kinn und ziehen es zum Körper, so dass der Nacken gestreckt ist. Die Position kurz halten. Der Blick ist zu den Knien gerichtet. (Abb. 90)

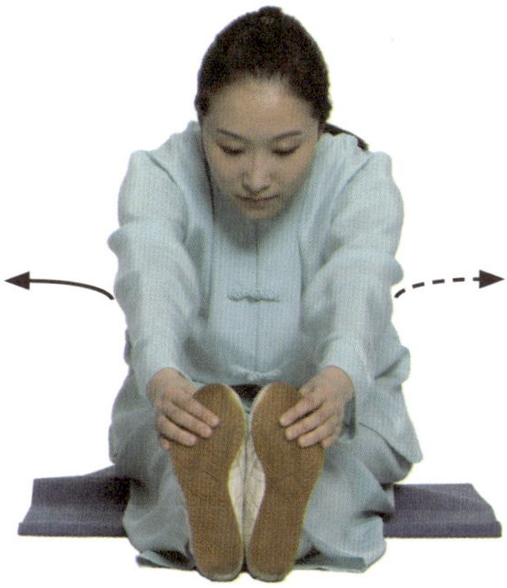

Abb. 90

5. Richten Sie nun den Oberkörper auf, der Nacken ist gerade. Lösen Sie locker die Hände von den Füßen, die Handflächen zeigen nach unten. Führen Sie diese entlang der Beine bis zur Hüfte und strecken sie dann gerade nach hinten. Die Handflächen zeigen nach hinten. Der Blick ist geradeaus gerichtet. (Abb. 91)

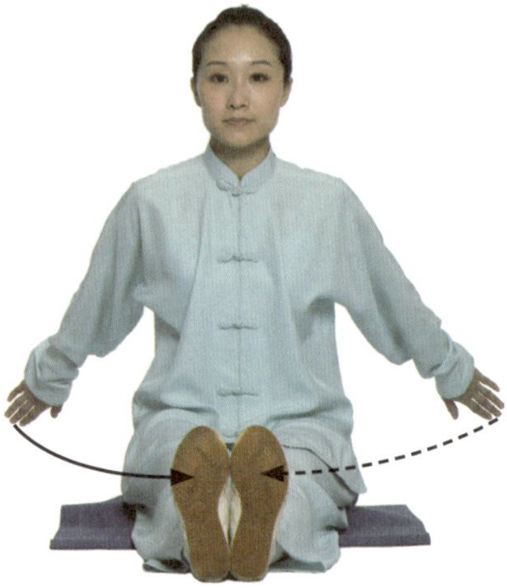

Abb. 91

6. Nun neigen Sie den Oberkörper wieder nach vorn, der Neigungsgrad sollte 45 Grad nicht übersteigen. Drehen Sie die Arme nach außen und bringen sie in einer kreisförmigen Bewegung nach vorn. Nun greifen Sie die Fußsohlen, dabei üben die Daumen Druck auf die Fußgewölbe aus. Der Blick ist zur Fußspitze gerichtet. (Abb. 92)

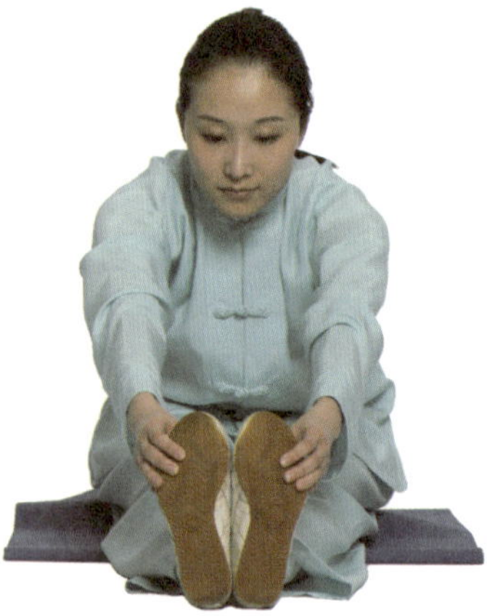

Abb. 92

Die Bewegungen 7 und 8 entsprechen den Bewegungen 3 und 4.

Wiederholen Sie die Bewegungen 5 bis 8 viermal. Dann richten Sie den Oberkörper wieder auf, der Nacken ist gerade. Lösen Sie die Hände von den Fußsohlen und platzieren diese locker auf die Knie. Der Blick ist geradeaus nach unten gerichtet. (Abb. 93)

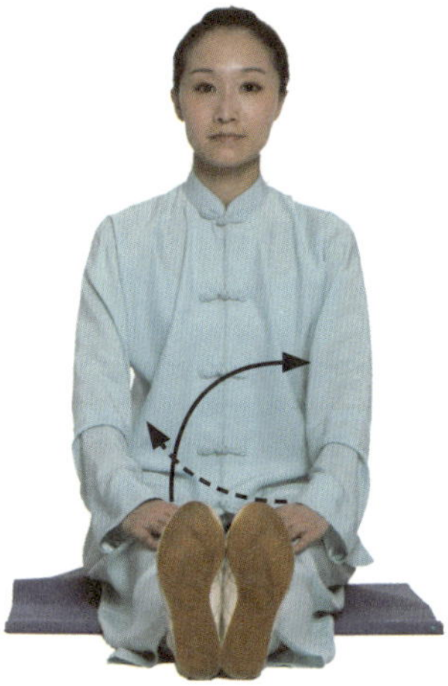

Abb. 93

9. Drehen Sie die Arme nach außen, die linke Handfläche wird nach oben gedreht, die rechte zeigt noch immer nach unten. Führen Sie nun den linken Arm in einer Kreisbewegung nach rechts und den rechten Arm nach links, wobei der rechte Arm oben und der linke Arm unten liegt. Beide Arme sind vor dem Bauch platziert. Der Blick ist auf die rechte Hand gerichtet. (Abb. 94)

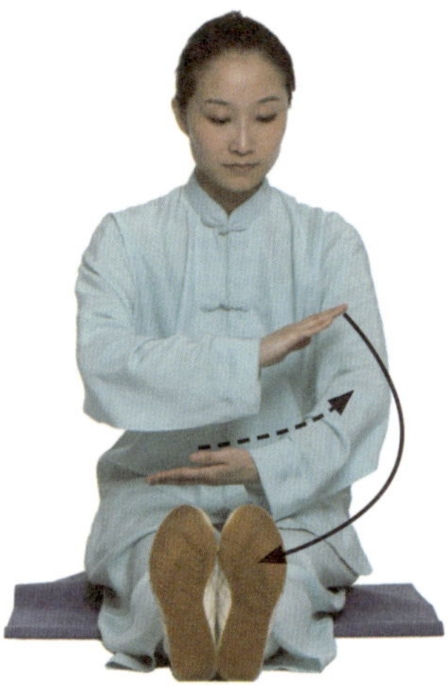

Abb. 94

10. Nun drehen Sie den linken Arm nach innen und führen die linke Hand zum Hüftknochen. Gleichzeitig neigen Sie den Oberkörper nach vorne, drehen den rechten Arm nach innen und greifen mit der Rückhand die linke Fußsohle. Der Blick ist auf den linken Fuß gerichtet. (Abb. 95)

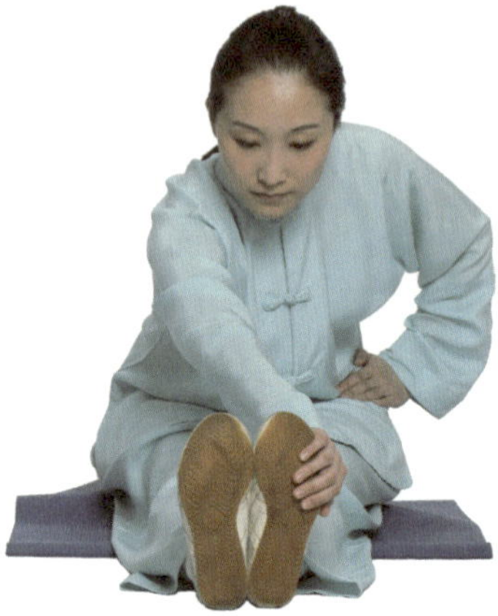

Abb. 95

11. Richten Sie den Oberkörper auf, beugen Sie das rechte Knie leicht und gleichzeitig ebenfalls das linke Bein. Die rechte Hand platziert den linken Fuß unter den rechten Oberschenkel. Der Blick ist nach unten gerichtet. (Abb. 96)

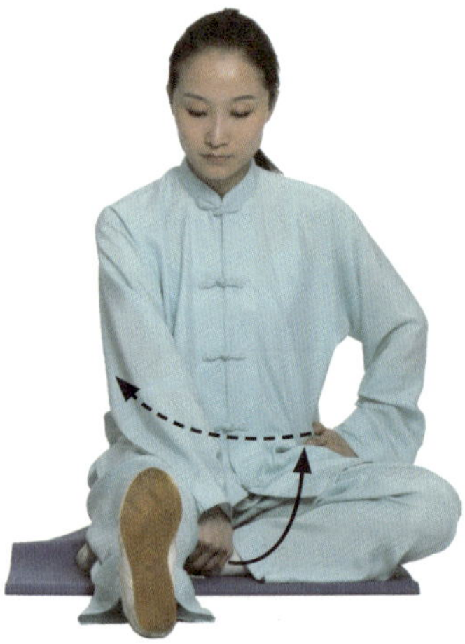

Abb. 96

12. Drehen Sie den rechten Arm nach außen, die Handfläche ist nach unten gerichtet. Nun führen Sie mit der rechten Hand eine Kreisbewegung nach links aus. Gleichzeitig machen Sie mit der linken Hand einen Kreis, wobei die linke Hand oben und die rechte Hand unten liegt. Die Arme verlaufen parallel vor dem Bauch. Der Blick ist zum linken Hand gerichtet. (Abb. 97)

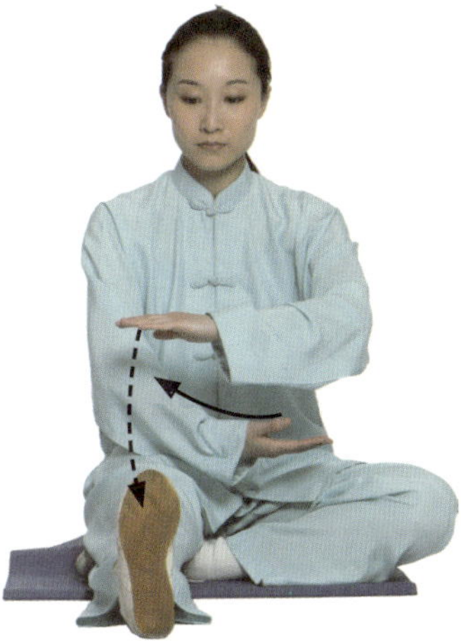

Abb. 97

13. Fahren Sie fort, indem Sie den rechten Arm nach innen drehen, die rechte Hand drückt auf das körpernahe Ende des Oberschenkels. Gleichzeitig neigen Sie den Oberkörper nach vorn, drehen den linken Arm nach innen und greifen mit der Rückhand die rechte Fußsohle. Der Blick ist zum rechten Fuß gerichtet. (Abb. 98)

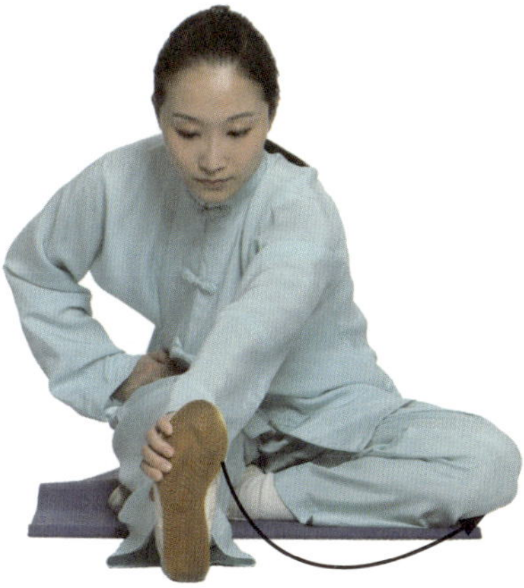

Abb. 98

14. Nun richten Sie den Oberkörper wieder auf, heben Sie das linke Knie leicht an. Gleichzeitig beugen Sie das rechte Bein im Knie, die linke Hand umfasst den rechten Fuß und legt ihn über die Außenseite des linken Knies unter den linken Oberschenkel. Der Blick ist nach links unten gerichtet. (Abb. 99)

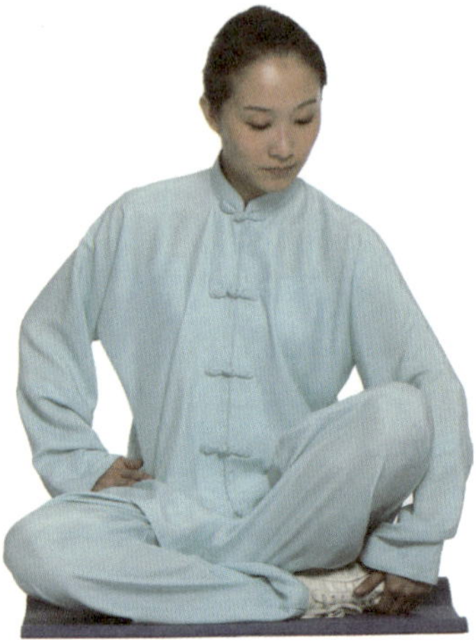
Abb. 99

15. Fahren Sie fort, indem Sie sich gerade hinsetzen, der Oberkörper ist aufrecht. Führen Sie die linke Hand zum körpernahen Ende des linken Oberschenkels. Der Blick ist geradeaus nach unten gerichtet. (Abb. 100)

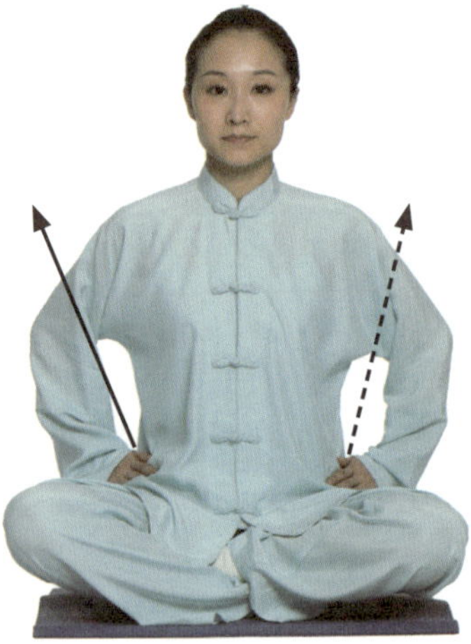
Abb. 100

Hinweise

Dehnen Sie Brust und lockern Hüfte, strecken Sie die Knie durch und ziehen die Fußspitzen zu sich. Wenn Sie den Kopf heben, sollte das Kinn diese Bewegung unterstützen. Wenn Sie das Kinn einziehen, strecken Sie den Nacken nach oben.

Nutzen

1. Diese Übung kann Meridiane wie Renmai (Konzeptionsgefäß), Dumai (Lenkergefäß) und Daimai (Gürtelgefäß) stimulieren. Dadurch werden die Wirbelsäule, der Nacken und die Muskeln im Hüft- und Rückenbereich gestärkt.

2. Das Training von Lenden und Rücken kann die Rückenmarksnerven und das vegetative Nervensystem stimulieren und hat damit heilende Wirkung bei Gehirnkrankheiten und fördert die Intelligenz. Die Bewegungen für Beine und Füße helfen Muskelkater zu mildern.

Übung 8: Die Lenden massieren

1. Die Übung schließt unmittelbar an die letzte Position der vorangegangenen Übung an. Lehnen Sie sich mit dem Oberkörper weit nach vorn. Die Hände mit nach oben gerichteten Handflächen strecken Sie nach hinten. Der Blick ist geradeaus nach unten gerichtet. (Abb. 101)

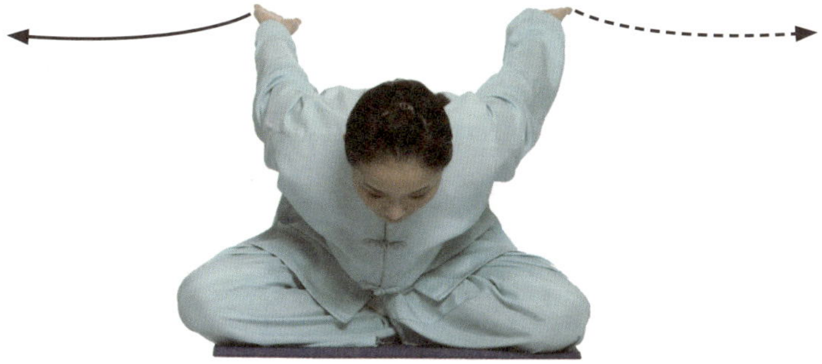

Abb. 101

2. Nun strecken Sie die Arme seitlich vom Körper weg, die Handflächen zeigen nach oben. Der Blick ist geradeaus nach unten gerichtet. (Abb. 102)

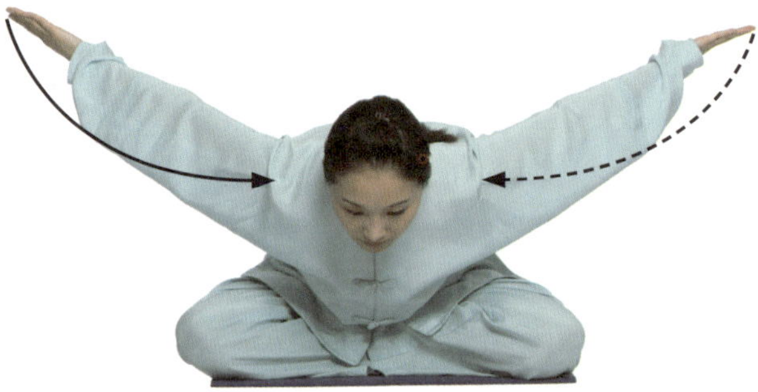

Abb. 102

3. Richten Sie den Körper wieder auf, gleichzeitig drehen Sie die Arme nach außen und bringen sie in einer Kreisbewegung parallel vor den Körper, dabei zeigen die Handflächen nach unten. Der Blick ist geradeaus gerichtet. (Abb. 103)

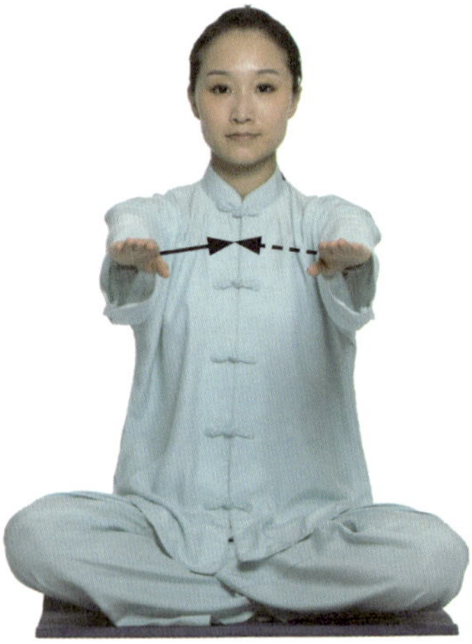

Abb. 103

4. Nun beugen Sie die Arme im Ellbogen und führen die Hände vor der Brust zusammen, die Fingerspitzen zeigen nach oben. Der Blick ist geradeaus nach unten gerichtet. (Abb. 104)

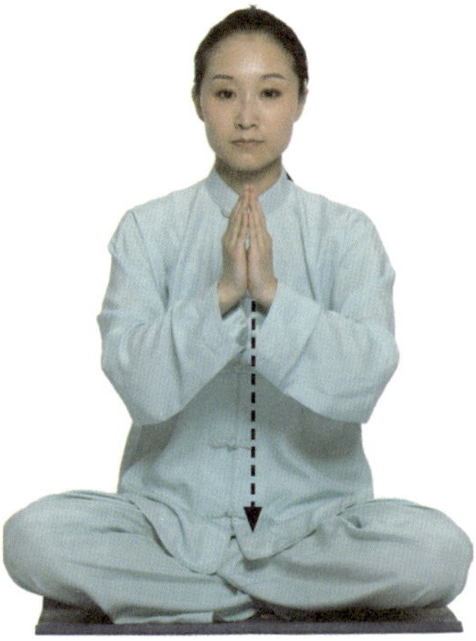

Abb. 104

5. Drücken Sie die Hände aneinander und sie einander reibend drehen, so dass die linke Hand auf der rechten Hand liegt. Platzieren Sie die Hände vor den Unterleib. Der Blick ist geradeaus nach unten gerichtet. (Abb. 105)

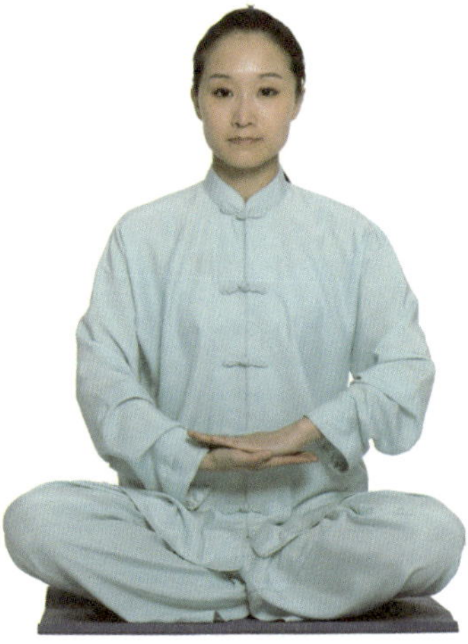

Abb. 105

6. Heben Sie die Hände leicht nach oben und sie einander reibend drehen, so dass die rechte Hand auf der linken Hand liegt. Dann führen Sie die Hände wieder vor den Unterleib. Der Blick ist geradeaus nach unten gerichtet. (Abb. 106)

Wiederholen Sie die Bewegungen 5 und 6 siebenmal. Beim letzten Durchgang liegt die linke Hand auf der rechten Hand.

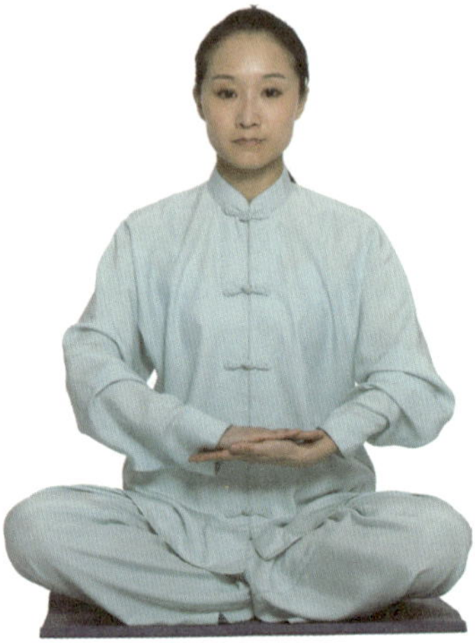

Abb. 106

7. Drehen Sie den linken Arm nach außen und den rechten nach innen. Dann bringen Sie die Hände an der Unterleibsseite nach hinten zu den Lenden und drehen die Fingerspitzen nach unten. Der Blick ist geradeaus nach unten gerichtet. (Abb. 107 und 107 Rückenansicht)

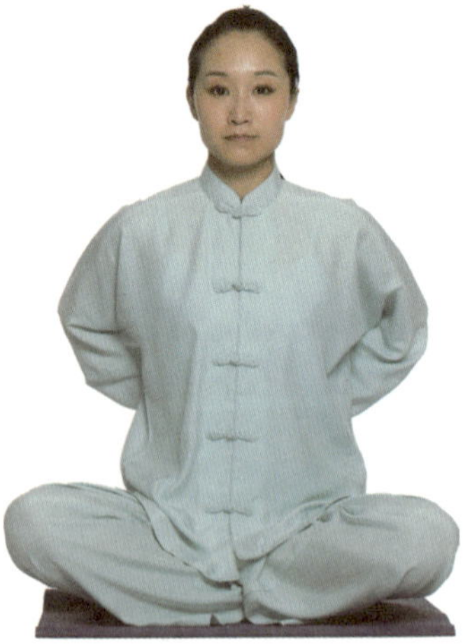

Abb. 107

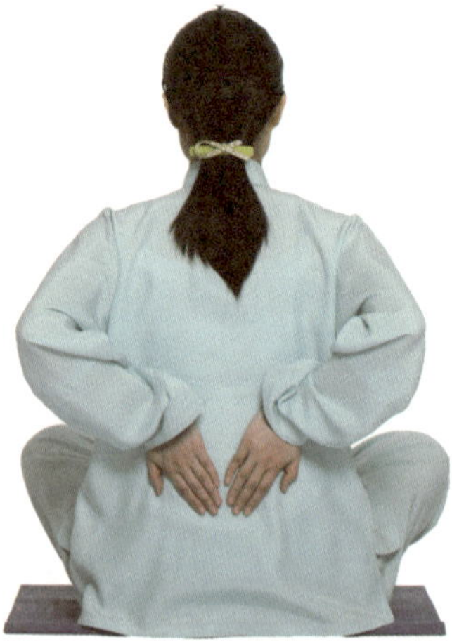

Abb. 107 (Rückenansicht)

8. Nun massieren Sie die Lenden mit den Händen in einer Auf- und Ab-Bewegung. Der Blick ist geradeaus nach unten gerichtet. Die Auf- und Ab-Bewegung der Hände werden insgesamt 24-mal ausgeführt.

Hinweise

1. Beim Reiben der Hände sollte man die Luft anhalten, die Hände fest aneinander drücken, so dass die Hände warm werden.

2. Wenn Sie die Lenden massieren, sind die Finger eng beieinander und die Handflächen leer. Die Handbewegung nach oben sollte weniger Druck, nach unten mehr Druck ausüben, die Geschwindigkeit sollte angemessen sein.

Nutzen

Das Reiben der Akupunkturpunkte Shenyu und Yaoyan wirkt sich positiv auf Nieren aus und vermehrt das Qi. Deshalb hilft diese Übung, Kreuzschmerzen, Kraftlosigkeit in den unteren Gliedmaßen, Impotenz und Menstruationsbeschwerden vorzubeugen bzw. zu behandeln.

Übung 9: Den Unterleib massieren

1. Die Übung schließt unmittelbar an die letzte Position der vorangegangenen Übung an. Führen Sie die Hände zur Vorderseite des Oberkörpers und massieren dort an den Rippen bis zur Unterbrustseite. Die Finger zeigen zueinander. Der Blick ist geradeaus nach unten gerichtet. (Abb. 108)

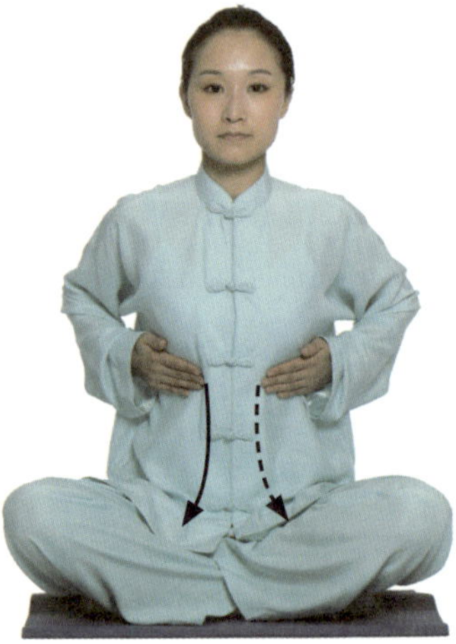

Abb. 108

2. Nun drehen Sie die Hände so, dass die Fingerspitzen nach unten zeigen. Dann bringen Sie die Hände in reibenden Bewegungen zum Unterleib. Der Blick ist geradeaus nach unten gerichtet. (Abb. 109)

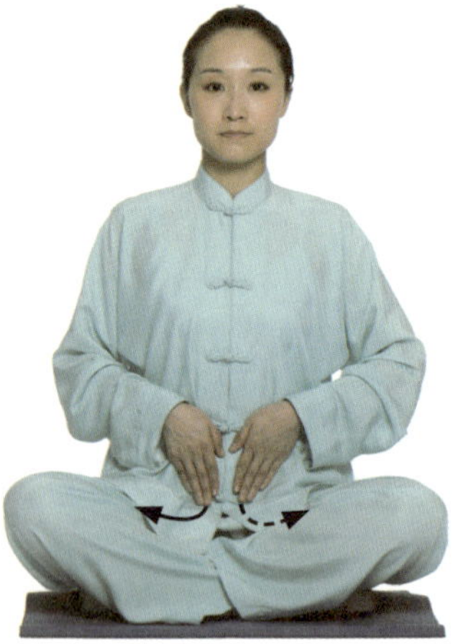

Abb. 109

3. Fahren Sie fort, indem Sie die Hände reibend an die Unterleibsseite bringen, die Fingerspitzen sind leicht geneigt und zeigen zueinander. Der Blick ist geradeaus nach unten gerichtet. (Abb. 110)

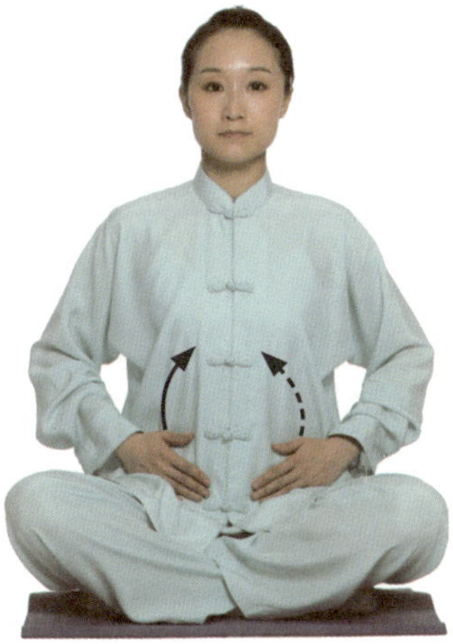

Abb. 110

4. Führen Sie nun die Hände mit leicht nach unten geneigten Fingerspitzen reibend an die Unterbrustseite, die Fingerspitzen zeigen dann zueinander. Der Blick ist geradeaus nach unten gerichtet. (Abb. 111)

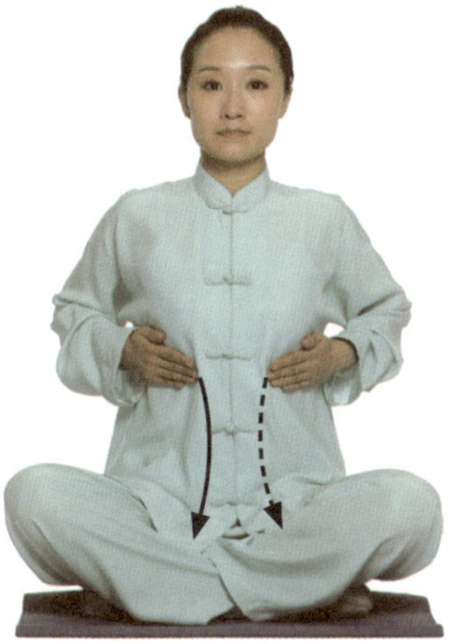

Abb. 111

Dann wiederholen Sie die Bewegungen 2 bis 4 fünfmal. Nach dem sechsten Durchgang führen Sie die Hände in reibenden Bewegungen bis zum Unterleib, die

Fingerspitzen werden nach unten geneigt. Der Blick ist geradeaus nach unten gerichtet. (Abb. 112)

Danach führen Sie die reibenden Handbewegungen am Unterleib gegen den Uhrzeigersinn aus. (Abb.113-115) Dies geschieht ebenfalls

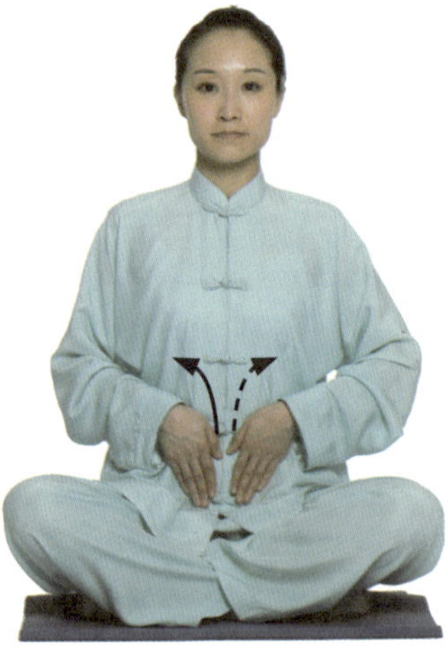

Abb. 112

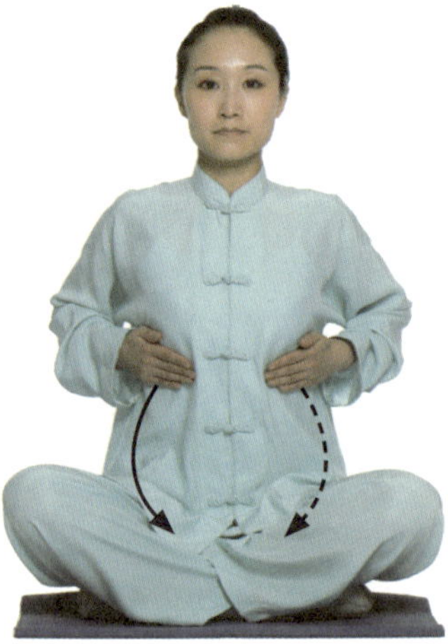

Abb. 113

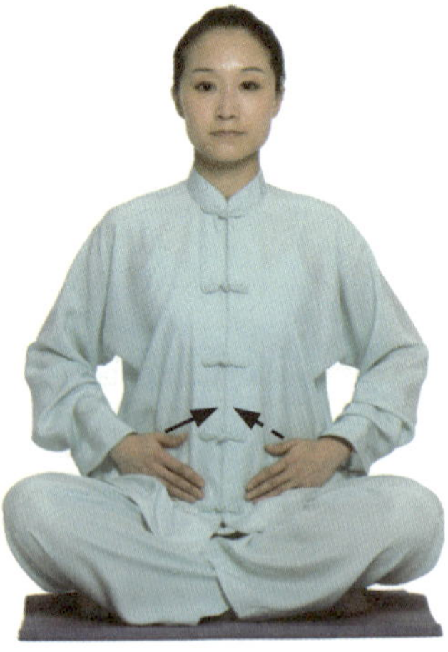

Abb. 114

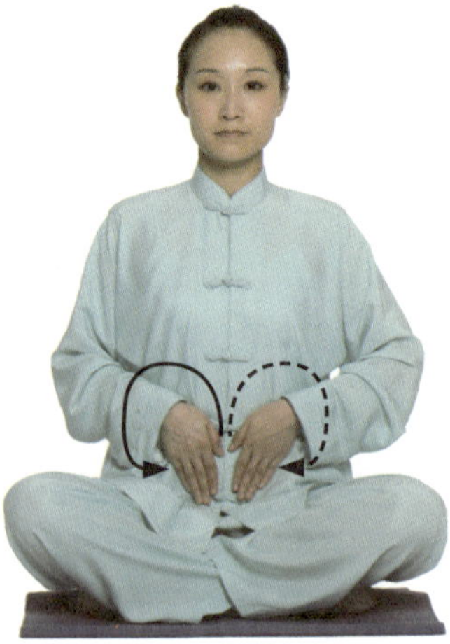

Abb. 115

sechsmal. Nach dem sechsten Durchgang platzieren Sie die Hände an die unteren Rippenbögen, die Fingerspitzen zeigen zueinander. (Abb.116)

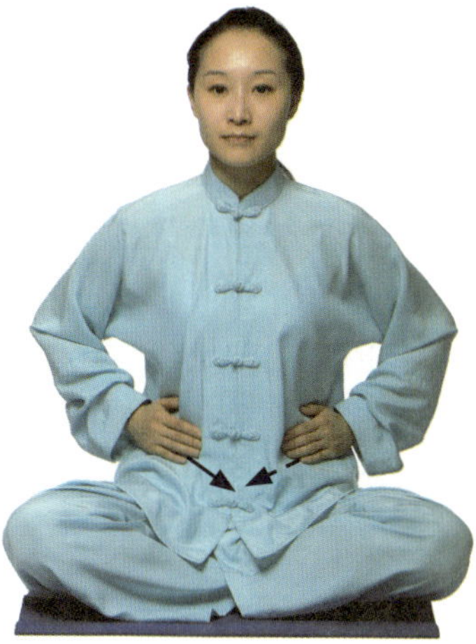

Abb. 116

Hinweise

1. Bei der Reibbewegung der Hände nach oben atmen Sie ein, ziehen den Bauch ein und spannen die Beckenmuskeln an. Bei der Reibbewegung nach unten atmen Sie aus, entspannen den Bauch und die Beckenmuskeln.

2. Die Geschwindigkeit sollte gleichmäßig und der Krafteinsatz angemessen sein.

Nutzen

1. Durch die Massage am Unterleib werden Qi und Blut harmonisiert, die Funktion der Meridiane und die Blutzirkulation in der Bauchhöhle verbessert.

2. Diese Übung wirkt sich positiv auf Leber, Milz und Magen aus, verbessert die Verdauung und die Funktion des urogenitalen Systems.

Übung 10: Wärme im Bauchnabel erzeugen

1. Die Übung schließt unmittelbar an die letzte Position der vorangegangenen Übung an. Falten Sie die Hände über dem Bauchnabel, die linke Hand befindet sich dabei unter der rechten. Schließen Sie die Augen und konzentrieren Sie sich zwei bis fünf Minuten auf den Bauchnabel. (Abb. 117)

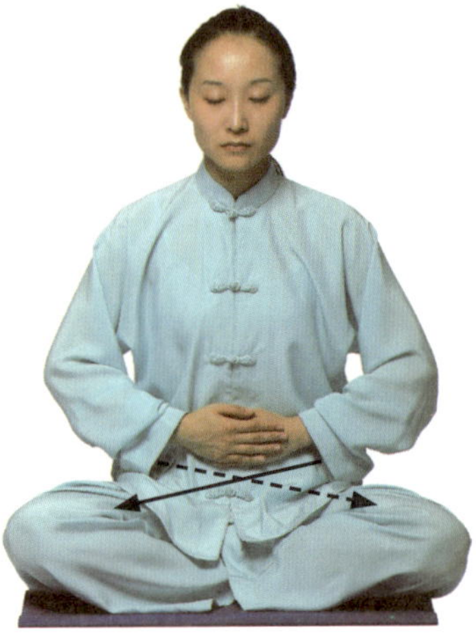

Abb. 117

2. Nun öffnen Sie die Augen und massieren den Bauch in Kreisbewegung, zuerst dreimal im Uhrzeigersinn und dann dreimal gegen den Uhrzeigersinn. Der Blick ist geradeaus nach unten gerichtet.

Hinweise

1. Stellen Sie sich vor, dass im Bauchnabel ein warmes Gefühl entsteht, wenden Sie die Bauchatmung an. Der Körper sollte aufrecht und entspannt sein.

2. Wenn Sie den Bauchbereich massieren, richten Sie den Akupunkturpunkt Laogong am Bauchnabel. Die Massage sollte langsam und sanft und die Atmung natürlich ablaufen.

Nutzen

Nach der traditionellen chinesischen Medizin ist der Bauchnabel die Wurzel des Lebens und auch ein wichtiger Akupunkturpunkt im Renmai-Meridian. Dieser Punkt wird Shenque genannt.

1. Die Konzentration auf den Bauchnabel kann Beruhigung und Entspannung herbeiführen, was die Koordination von Herz und Nieren sowie das Gleichgewicht zwischen Yin und Yang fördert.

2. Durch diese Übung können die Zellen der Großhirnrinde eine absolute Ruhe bekommen und die Gehirnaktivität wird erhöht. Zudem wird die Anspannung des Nervensystems vermindert, dies führt wiederum zu einer Verbesserung der Laune.

3. Das Massieren der Unterleibspartie verhilft, die Funktion der Meridiane zu verbessern und das Qi und den Blut zu harmonisieren. Dadurch wird die Qi-Stockung verhindert.

Übung 11: Den Körper schwingen und die Wirbelsäule schütteln

1. Die Übung schließt unmittelbar an die letzte Position der vorangegangenen Übung an. Lösen Sie die Hände voneinander und legen sie auf die Knie. Der Blick ist geradeaus gerichtet. (Abb. 118)

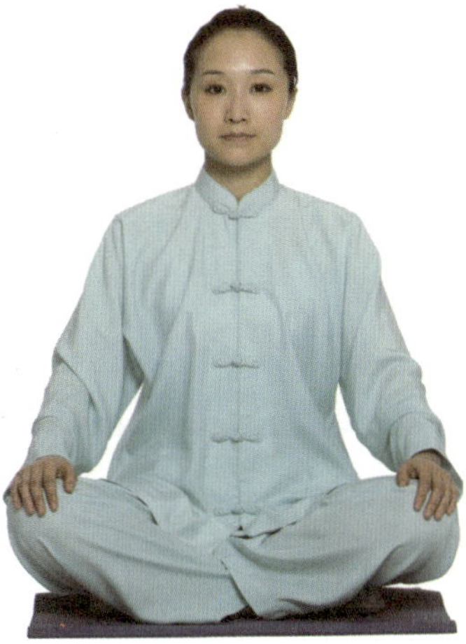

Abb. 118

2. Nun schließen Sie die Augen, neigen den Oberkörper nach links und führen mit diesem sechs Kreise im Uhrzeigersinn aus. Nach dem sechsten Durchgang führen Sie die Kreisbewegung fort, bis der Körper nach vorn geneigt ist, dann kommen Sie wieder in den aufrechten Sitz. (Abb. 119-123)

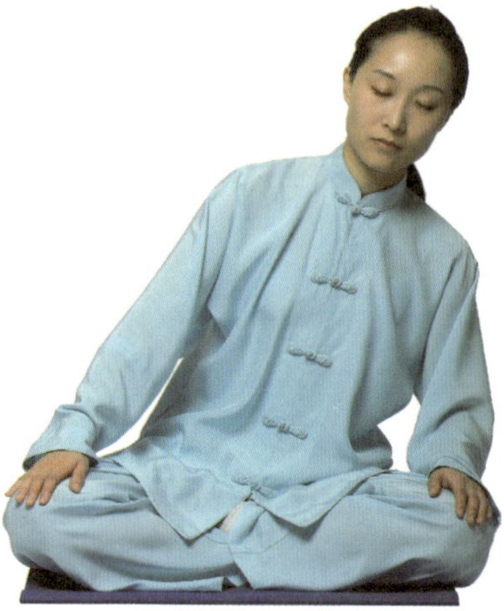

Abb. 119

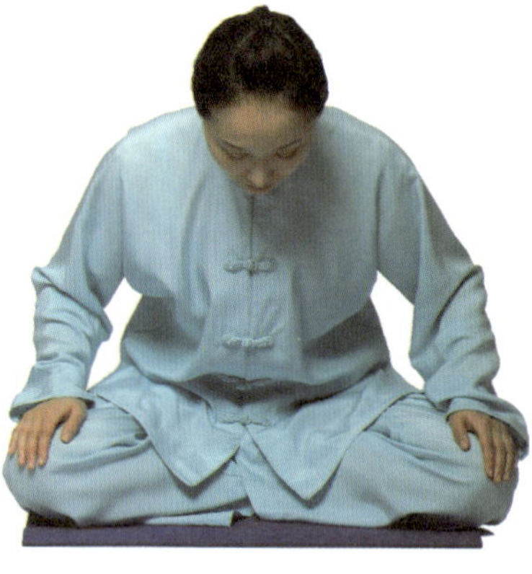

Abb. 120

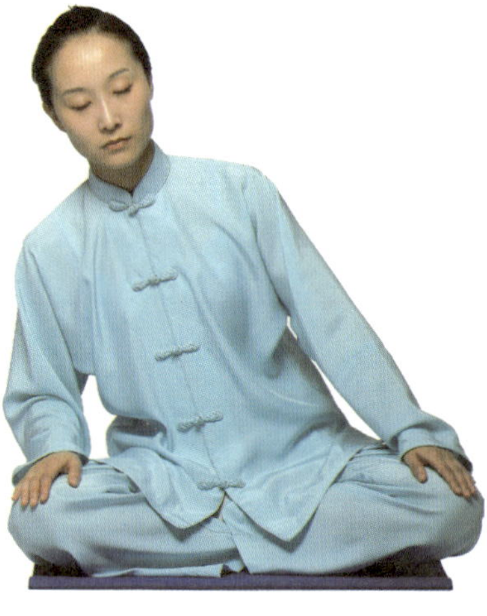

Abb. 121

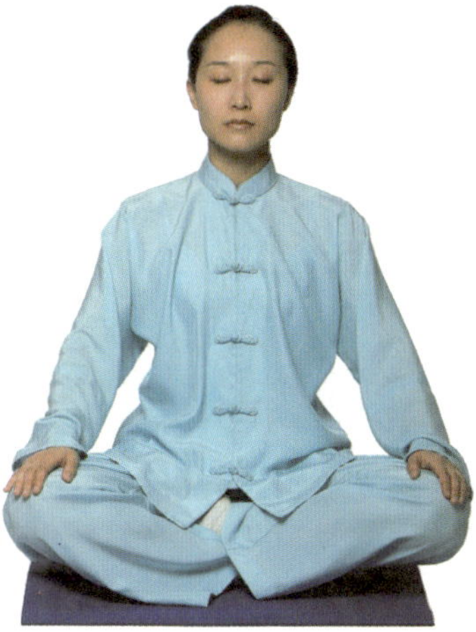

Abb. 122

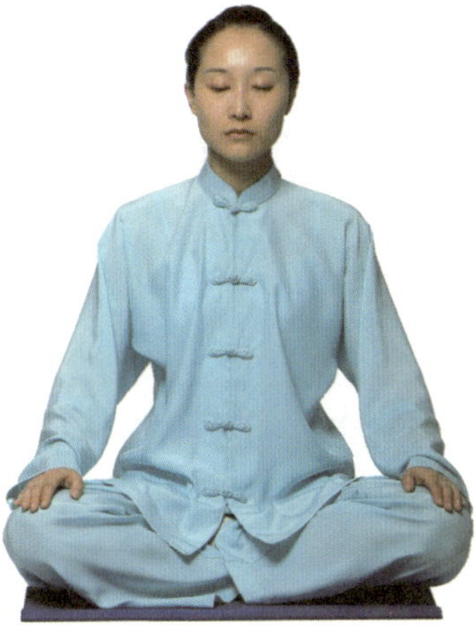

Abb. 123

3. Nun neigen Sie den Oberkörper nach rechts und führen mit diesem gegen den Uhrzeigersinn sechs Kreise aus. Nach dem sechsten Durchgang führen Sie die Kreisbewegung fort, bis der Körper nach vorn geneigt ist, dann kommen Sie wieder in den aufrechten Sitz. Öffnen Sie die Augen. Der Blick ist geradeaus gerichtet. (Abb. 124-128)

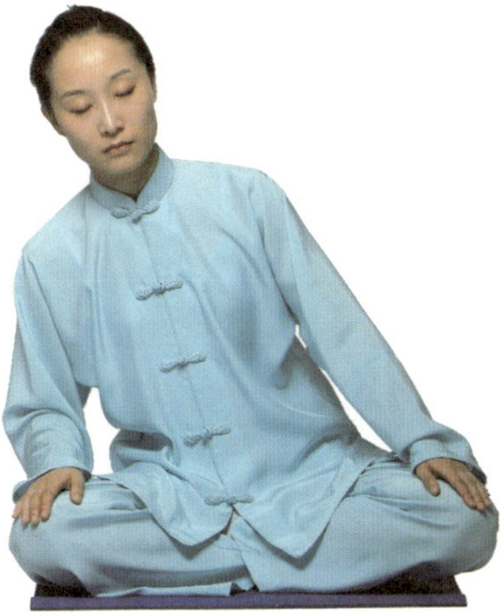

Abb. 124

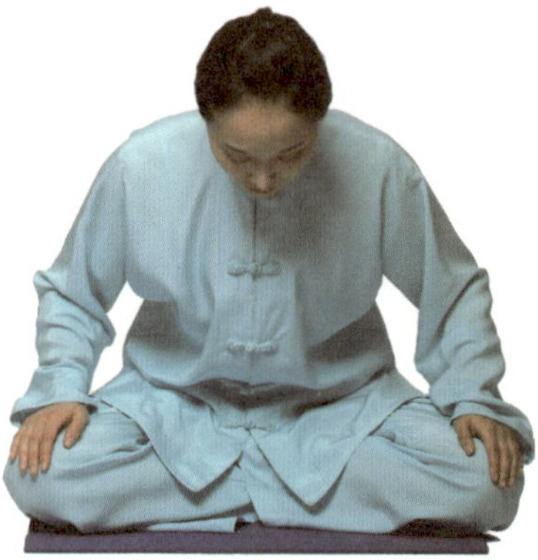

Abb. 125

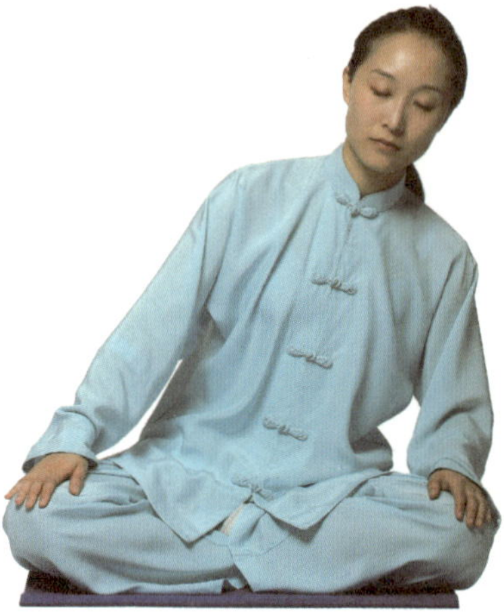

Abb. 126

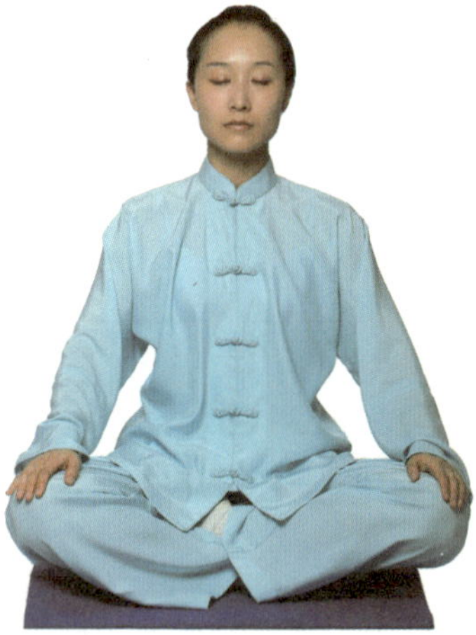

Abb. 127

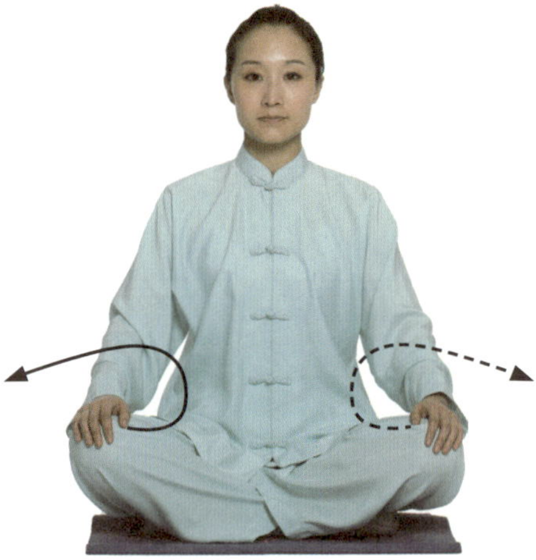

Abb. 128

Hinweise

1. Wenn Sie mit dem Oberkörper Kreise drehen, sollte die Wirbelsäule gerade und das Kinn angezogen sein. Die Kreisbewegungen sollten mit gleichmäßiger Geschwindigkeit ununterbrochen ausgeführt werden. Dabei sollte man sich auf den Akupunkturpunkt Huiyin konzentrieren.

2. Die Kreisbewegungen sollten nicht zu groß sein und die Knie bleiben in ihrer Position.

Nutzen

Der Akupunkturpunkt Huiyin, auch „Meeresboden" genannt, liegt zwischen After und den äußeren Geschlechtsorganen. Nach der daoistischen Übungstheorie haben der Renmai- und der Dumai-Meridian dort ihren Ursprung.

1. Die mentale Konzentration auf den Akupunkturpunkt Huiyin hilft, die Funktion des Renmai und des Dumai zu verbessern, den Qi- und Blutkreislauf zu regulieren und das Qi zu seinem Ursprung zurückzuleiten.

2. Das Wiegen der Wirbelsäule stärkt die Lendenwirbelsäule und hat eine massierende Wirkung auf die Organe in der Bauchhöhle. Ihre Vitalität und Funktion werden dadurch verbessert.

Übung 12: Laut gurgeln und Speichel schlucken

1. Die Übung schließt unmittelbar an die letzte Position der vorangegangenen Übung an. Drehen Sie die Arme nach innen und führen diese in einer Kreisbewegung nach hinten, dabei bleiben die Hände auf Hüfthöhe. Die Handflächen zeigen nach hinten. Der Blick ist geradeaus nach unten gerichtet. (Abb. 129)

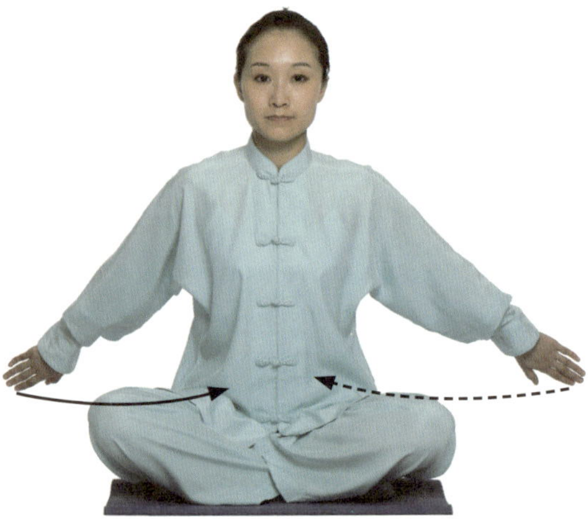

Abb. 129

2. Nun drehen Sie die Arme nach außen und führen diese in einem offenen Halbkreis vor dem Unterleib zusammen. Die Fingerspitzen zeigen zueinander, berühren sich jedoch nicht. Die Hände sind auf der Höhe des Bauchnabels. Der Blick ist geradeaus nach unten gerichtet. (Abb. 130)

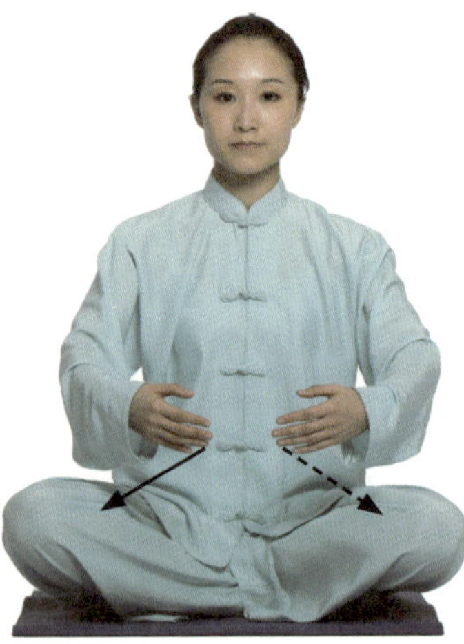

Abb. 130

3. Beugen Sie die Arme im Ellbogen und führen die Hände zurück zum Körper. Wenn die Hände nah am Bauchnabel sind, bilden Sie Fäuste und legen sie dann an das körpernahe Ende des Oberschenkels. Die Finger sind senkrecht zum Körper gewandt. Der Blick ist geradeaus nach unten gerichtet. (Abb. 131)

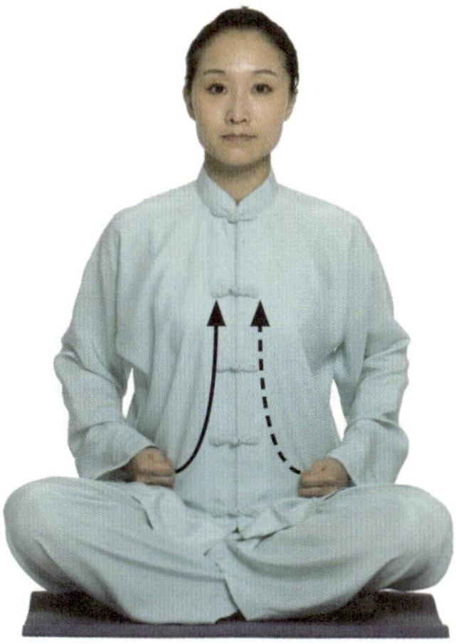

Abb. 131

4. Halten Sie den Mund leicht geschlossen. Führen Sie mit der Zungenspitze im Mundinneren einen Kreis aus, beginnend von rechts nach oben, dann nach links und wieder nach unten. Nun schieben Sie die Zunge außerhalb des Gebisses und ziehen einen Kreis an der Vorderseite der Zähne, wieder beginnend von rechts nach oben, dann nach links und schließlich nach unten.

Dann wiederholen Sie diese Bewegung fünfmal.

5. Führen Sie die Kreisbewegung der Zunge fort, jedoch in entgegengesetzter Richtung. Hier ebenfalls einmal im Mundinneren und einmal an der Vorderseite der Zähne.

Dann wiederholen Sie diese Bewegung ebenfalls fünfmal.

6. Nun gurgeln Sie mit dem entstandenen Speichel 36-mal. Der Blick ist geradeaus nach unten gerichtet.

7. Drehen Sie die Arme nach außen. Lösen Sie die Fäuste und führen die locker gestreckten Hände etwas höher, so dass sie vor der Brust sind. Die Handflächen zeigen nach außen. Der Blick ist geradeaus nach unten gerichtet. (Abb. 132)

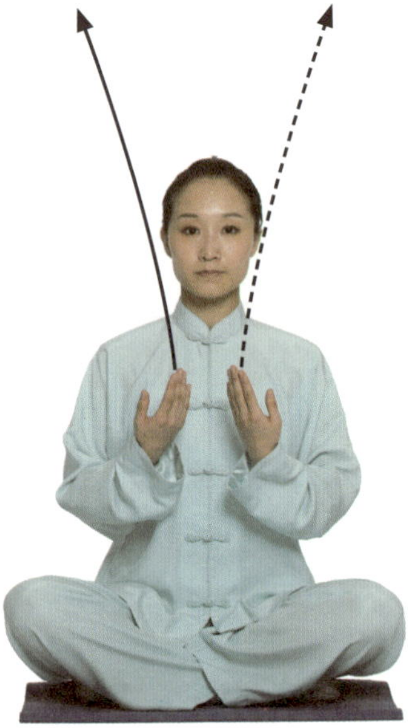

Abb. 132

8. Nun drehen Sie die Arme nach innen und strecken diese senkrecht nach oben. Die Handflächen zeigen nach außen. Der Blick ist geradeaus gerichtet. (Abb. 133)

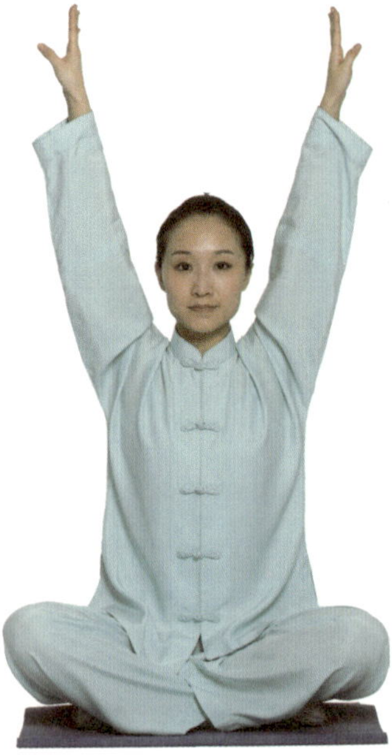

Abb. 133

9. Drehen Sie nun beide Arme nach außen und bilden mit den Händen Fäuste. Die Fäuste zeigen zueinander. Der Blick ist geradeaus nach unten gerichtet. (Abb. 134)

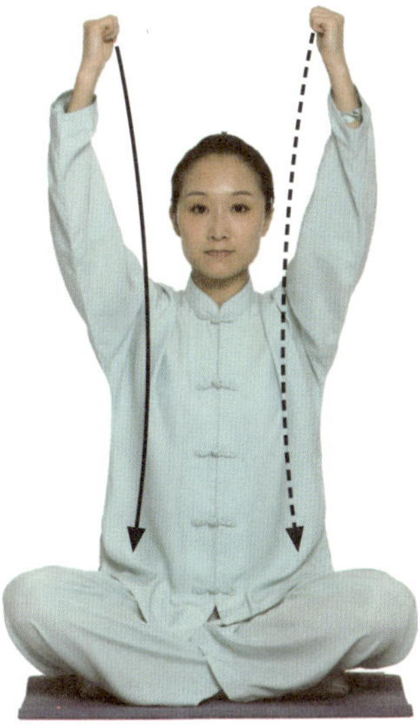

Abb. 134

10. Nun ziehen Sie die Fäuste nach unten und platzieren sie auf das körpernahe Ende des Oberschenkels. Die Finger der Faust zeigen dabei zum Oberkörper. Wenn Sie die Fäuste herunter ziehen, schlucken Sie gleichzeitig ein Drittel des Speichels hinunter und schicken es mit Vorstellungskraft in die Unterleibsgegend. Der Blick ist geradeaus nach unten gerichtet. (Abb. 135)

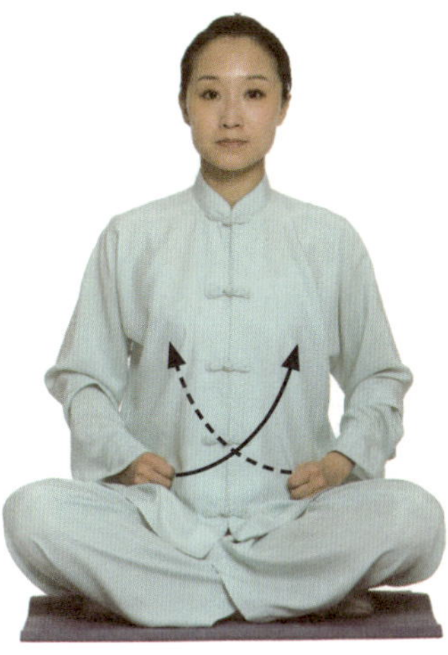

Abb. 135

Die Bewegungen 7 bis 10 werden insgesamt dreimal ausgeführt, jedes Mal wird ein Drittel des entstandenen Speichels hinuntergeschluckt.

Hinweise

1. Stellen Sie sich vor, dass der Mund voller Speichel ist.

2. Die Kreisbewegungen der Zunge im Mund sollten flexibel und ununterbrochen ausgeführt werden.

3. Wenn Sie gurgeln, müssen sich die Wangen schnell mit bewegen.

4. Das Gurgeln sollte hörbar sein und die mentale Konzentration in die Unterleibsgegend gelenkt werden.

Nutzen

Der Speichel wird „göttliches Wasser“ genannt. Das chinesische Zeichen für Leben 活 setzt sich aus dem Signifikum 氵 (Wasser) und dem Phonetikum 舌 (Zunge) zusammen, so ist die eigentliche Bedeutung des Zeichens „Das Wasser auf der Zunge“.

1. Das Rühren der Zunge und das laute Gurgeln fördern die Bildung des Speichels. Der Speichel wirkt desinfizierend und besitzt eine vorbeugende Funktion gegen Zahnfleischentzündung und -schwund.

2. Mit Speichel kann das Qi reguliert, die fünf Organe Herz, Leber, Milz, Lungen und Nieren „bewässert“ werden. Zudem kann der Speichel die Verdauung fördern, die Ermüdung beseitigen und das Altern hinauszögern.

Endstellung

1. Die Übung schließt unmittelbar an die letzte Position der vorangegangenen Übung an. Führen Sie die Fäuste zur Taille, gleichzeitig atmen Sie ein und nehmen die Schultern zurück. Danach halten Sie zwei Sekunden den Atem an. Nun strecken Sie die Arme nach vorne und überkreuzen die Handgelenke vor der Brust, dabei ist das linke Handgelenk unter dem rechten. Der Handrücken zeigt nach außen, etwas Druck aufwenden. Gleichzeitig ziehen Sie die Brust leicht an und lehnen den Rücken nach hinten. Kurz halten. Der Blick ist geradeaus gerichtet. (Abb. 136)

2. Lösen Sie die Fäuste und legen sie auf die Knie. Die Handflächen zeigen nach oben. Der Blick ist geradeaus gerichtet. (Abb. 137)

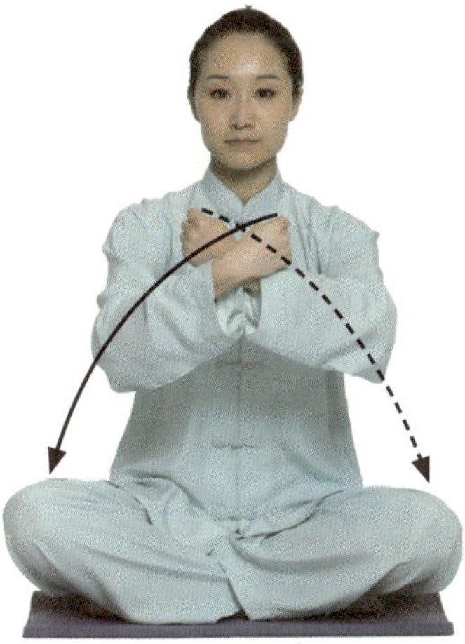

Abb. 136

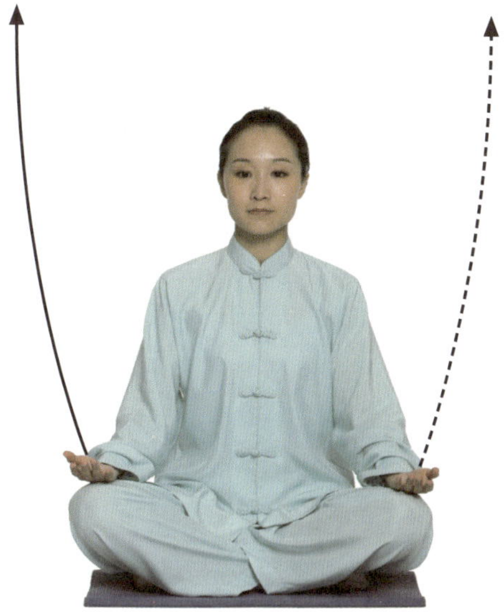

Abb. 137

3. Strecken Sie die Hände nach oben, die Arme nehmen einen Winkel von 45 Grad zum Körper ein, die Ellbogen sind leicht gebeugt. Nun heben Sie den Kopf. Der Blick ist geradeaus nach oben gerichtet. (Abb.138)

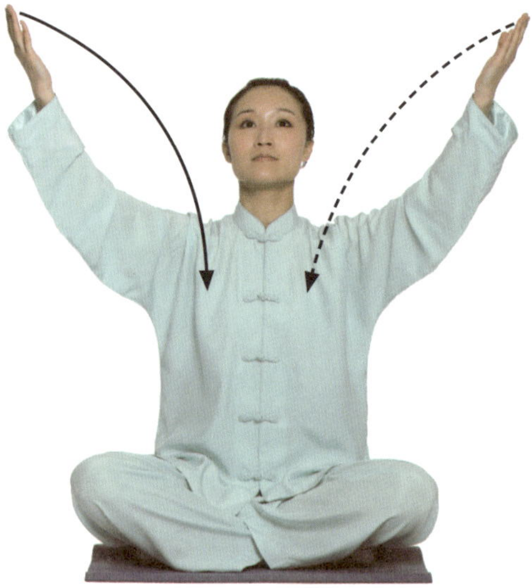

Abb. 138

4. Ziehen Sie das Kinn an und drehen die Arme nach innen. Dann senken Sie die Hände auf Schulterhöhe und strecken sie gerade nach vorne, die Arme liegen in Schulterbreite und die Handflächen zeigen nach unten. Der Blick ist geradeaus gerichtet. (Abb. 139)

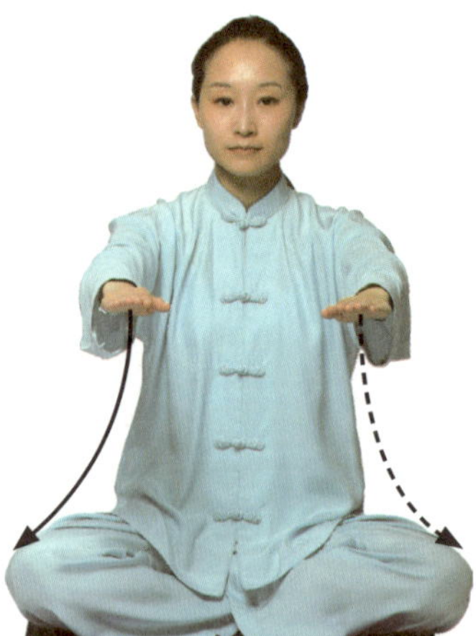

Abb. 139

5. Drücken Sie nun die Hände auf die Knie hinunter. Kurz halten. Der Blick ist geradeaus gerichtet. (Abb. 140)

6. Führen Sie die Hände an der Außenseite des Oberschenkels entlang, bis Sie mit allen Fingern den Boden berühren. Der Blick ist nach unten gerichtet. (Abb. 141)

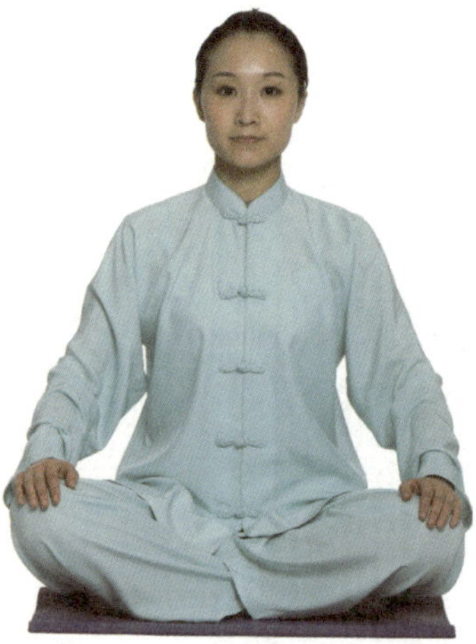

Abb. 140

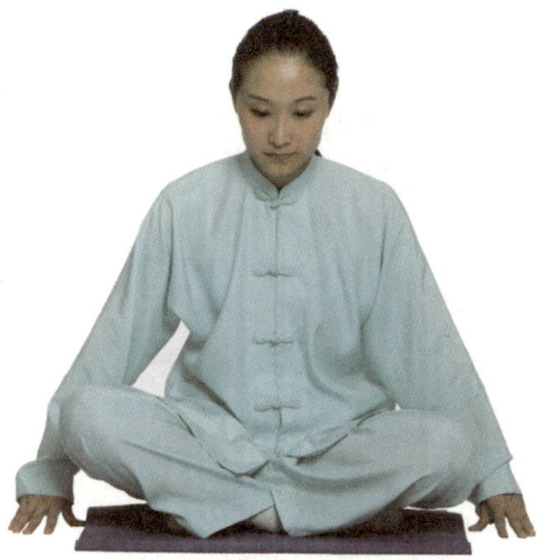

Abb. 141

7. Lehnen Sie den Oberkörper nach vorne und drücken sich mit den Finderspitzen und Füßen ab. Der Blick ist nach unten gerichtet. (Abb. 142)

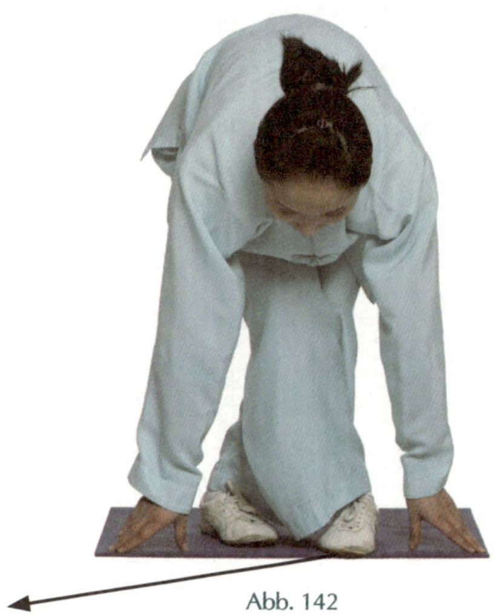

Abb. 142

8. Nun richten Sie den Körper auf, machen mit dem rechten Fuß einen Schritt nach vorne rechts. Die Hände liegen am Körper an. Der Blick ist geradeaus gerichtet. (Abb. 143)

9. Machen Sie nun mit dem linken Fuß einen Schritt vorwärts, so dass beide Füße eng beieinander stehen. Der Blick ist geradeaus gerichtet. (Abb. 144)

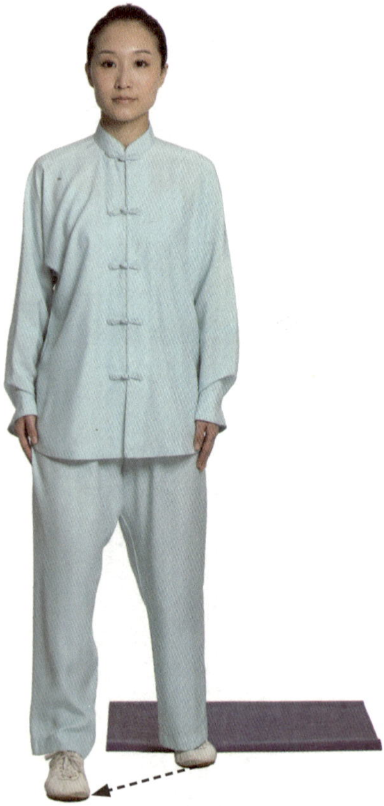

Abb. 143

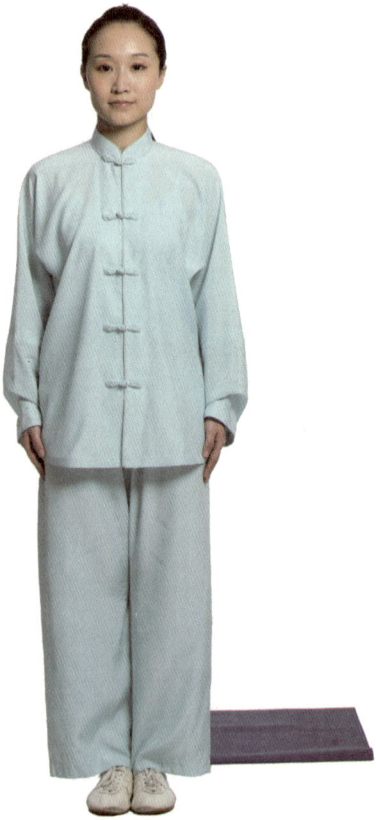

Abb. 144

Hinweise

1. Wenn Sie die Handgelenke überkreuzen, die Luft anhalten und den Rücken nach hinten lehnen, muss die Faust fest, die Beckenmuskulatur angespannt, der Bauch eingezogen und die Zähne zusammengebissen sein. Wenn Sie die Hände senken, stellen Sie sich vor, wie der ganze Körper sich entspannt und das Qi und der Blut ungehindert fließen.

2. Wenn Sie die Hände nach oben strecken, achten Sie auf die Regulierung der Atmung. Wenn Sie die Arme senken, lassen Sie das Qi zum Ursprung zurückfließen.

3. Wenn Sie den Körper aufrichten, drücken Sie sich mit Hilfe von Händen und Füßen ab, kontrollieren Sie das Gleichgewicht. Diese Bewegung sollte sicher und ununterbrochen ausgeführt werden.

Nutzen

Durch diese Übung werden die Gliedmaßen entspannt, der Atem beruhigt und der Gemütszustand gehoben. Dadurch kommt man zurück zum Normalzustand.

ANHANG

Akupunkturpunkte und Meridiane, die im vorliegenden Buch erwähnt werden

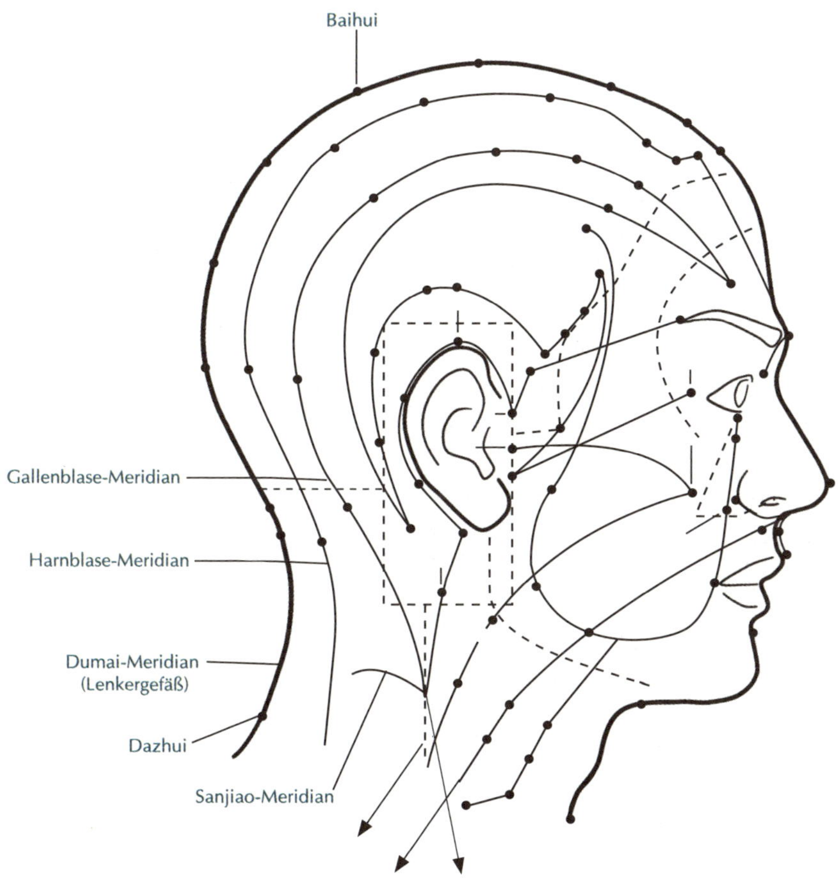

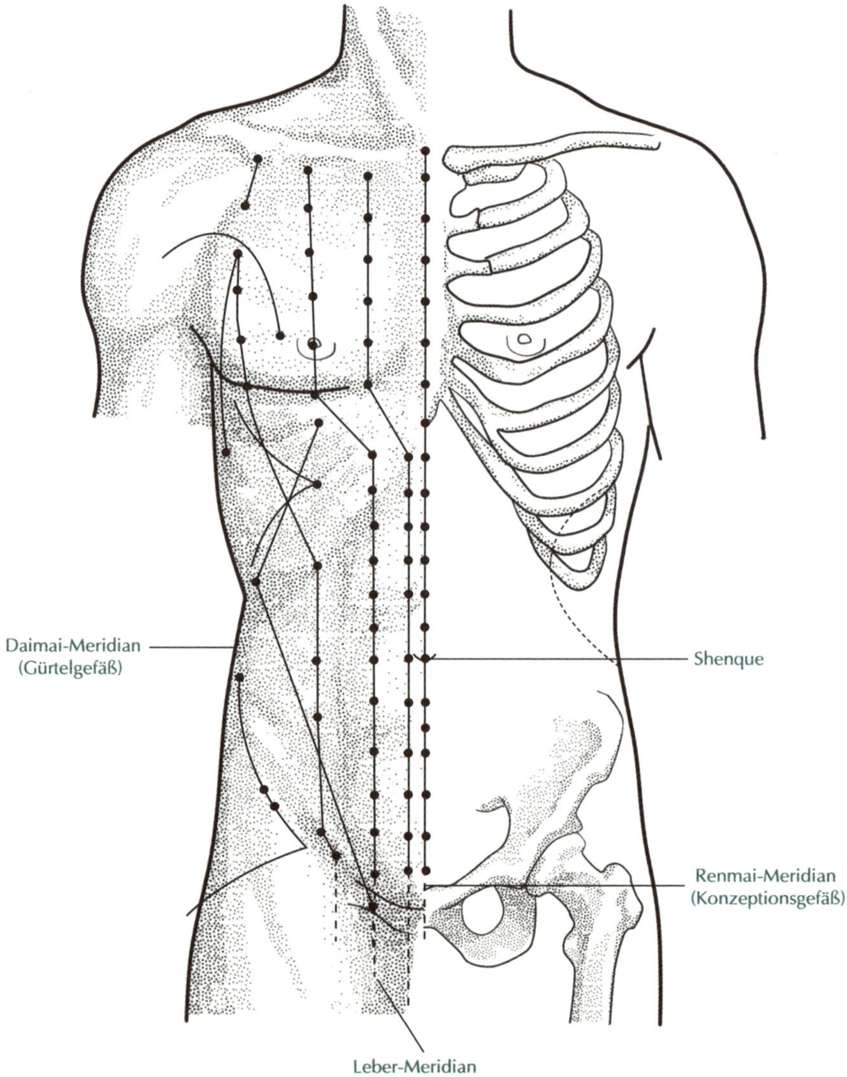
Daimai-Meridian
(Gürtelgefäß)
Shenque
Renmai-Meridian
(Konzeptionsgefäß)
Leber-Meridian

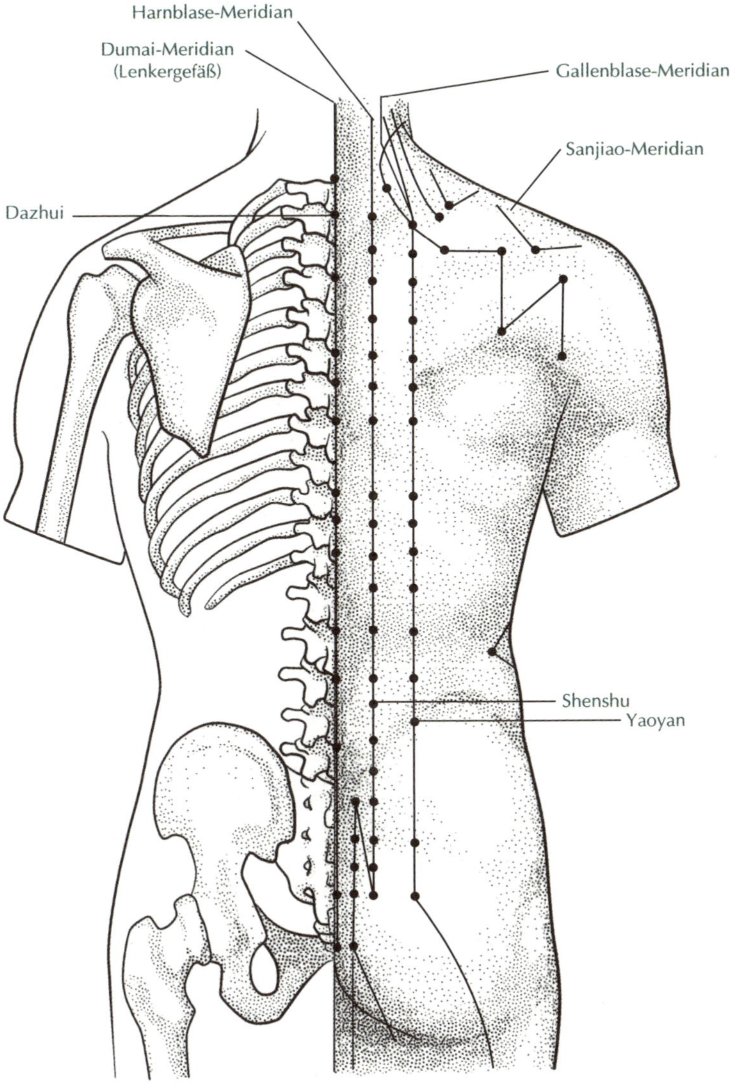
Harnblase-Meridian
Dumai-Meridian
(Lenkergefäß)
Gallenblase-Meridian
Sanjiao-Meridian
Dazhui
Shenshu
Yaoyan

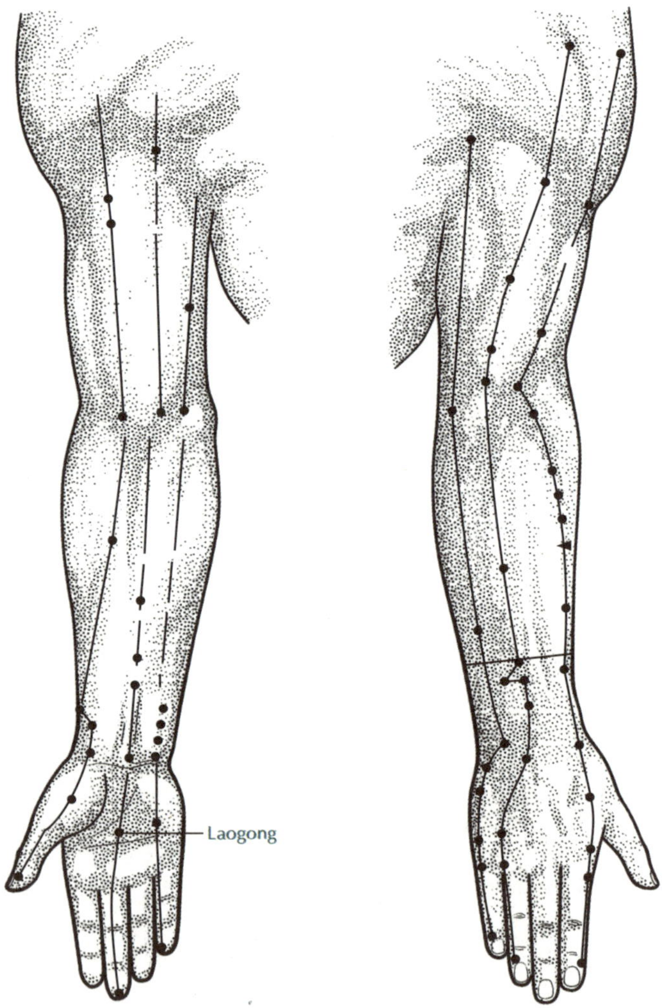
Laogong

图书在版编目 (CIP) 数据

健身气功. 十二段锦：德文 / 国家体育总局健身气功管理中心编著. -- 北京：外文出版社, 2012

ISBN 978-7-119-07891-5

Ⅰ. ①健… Ⅱ. ①国… Ⅲ. ①气功 - 健身运动 - 德文

Ⅳ. ①R214

中国版本图书馆CIP数据核字(2012)第167899号

德文翻译： Loredana Addesso　李　响

德文定稿： 龚荷花　栾旭文

责任编辑： 杨春燕　杨　璐

装帧设计： 北京杰瑞腾达科技发展有限公司

印刷监制： 张国祥

健身气功——十二段锦

国家体育总局健身气功管理中心　编

出 版 人：徐　步

出版发行：

外文出版社有限责任公司（中国北京百万庄大街 24 号 100037）

网　　址： http://www.flp.com.cn

电　　话： 008610 — 68320579（总编室）

008610 — 68995852（发行部）

008610 — 68327750（版权部）

制　　版： 北京杰瑞腾达科技发展有限公司

印　　刷： 北京雷杰印刷有限公司

开　　本： 787mm × 1092mm　1/16　　**印　张：** 6.75

2012 年 7 月第 1 版 第 1 次印刷

（德）

ISBN 978-7-119-07891-5

14800（平）
